U0336198

I Am
A Good Doctor

我是好医生

顾冬辉 编著

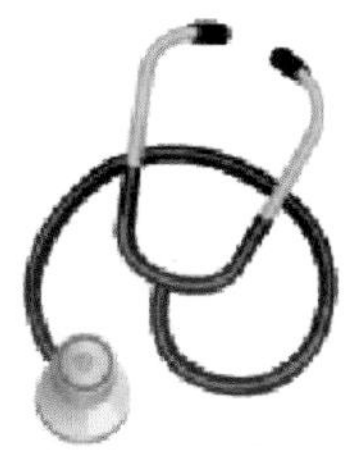

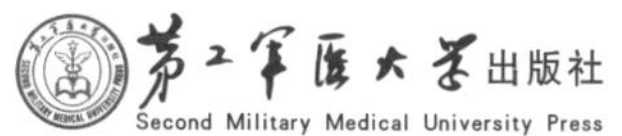

第二军医大学出版社
Second Military Medical University Press

图书在版编目（CIP）数据

我是好医生/顾冬辉编著．—上海：第二军医大学出版社，2014.5

ISBN 978-7-5481-0831-3

Ⅰ．①我…　Ⅱ．①顾…　Ⅲ．①医生–职业道德　Ⅳ．①R192.3

中国版本图书馆CIP数据核字(2014)第064499号

出 版 人　陆小新
责任编辑　王　勇

我是好医生

顾冬辉　**编著**

第二军医大学出版社出版发行

http://www.smmup.cn

上海市翔殷路 800 号　邮政编码：200433

发行科电话 / 传真：021- 65493093

全国各地新华书店经销

上海江杨装订有限公司印刷

开本：787 × 1029　1/32　印张：4.125　字数：150 千字

2014 年 5 月第 1 版　2014 年 5 月第 1 次印刷

ISBN 978-7-5481-0831-3/R·1589

定价：20.00 元

前言 Foreword

希波克拉底誓言：我要清清白白地行医和生活。日内瓦医生宣言：我将要凭我的良心和尊严从事医业。“非其人勿教，非其真勿授”，好人才能当好医生。

好医生，医德高。未学医，先学德；宅心厚，仁爱至；慈悲心，救众生；少计功，不谋利。

好医生，人品好。性温雅，举和柔；志谦恭，遵礼节；耀声名，不足取；訾他医，不足法。

好医生，技术精。不固执，善变通；识贵卓，业贵精；知病源，辨应真；心胆大，药应捷。

好医生，学业勤。先虚怀，方纳受；学应博，理明透；贯古今，通医源；勤读方，考群书。

好医生，待人善。贵贱同，贫富一；见苦恼，若己有；任怨尤，色言悦；勿惮劳，意恭敬。

好医生……

让我们聆听先贤古哲的教诲，接受仁人志士的熏陶吧！

Contents 目录

目 录 Contents

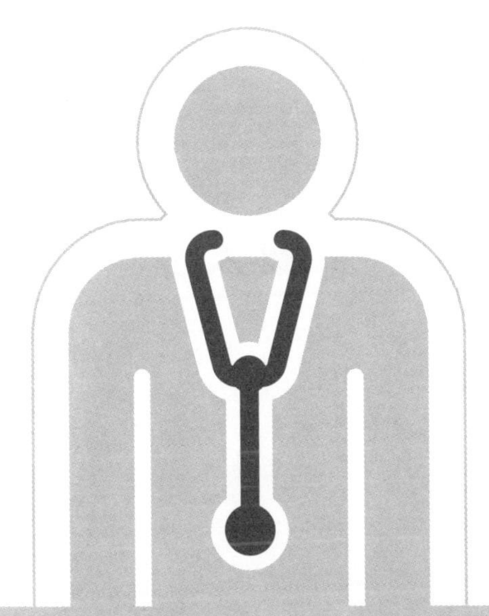

第一节

医 道

不为良相，宁为良医。上医医国，中医医人，下医医病。医生这个古老的职业，是一种建功立业的职业。

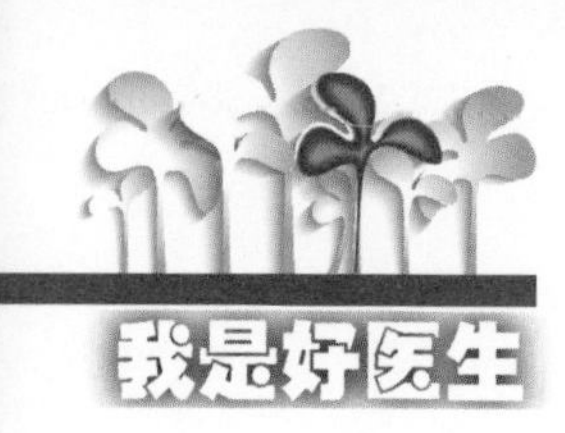

奥秘人类

天布五行，以运万类，
人禀五常，以有五脏，
经络府俞，阴阳会通，
玄冥幽微，变化难极，
自非才高识妙，岂能探其理致哉！

选文出自《伤寒论》，作者张仲景，东汉杰出医家。

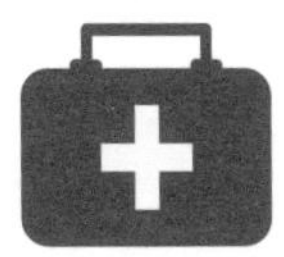

评译

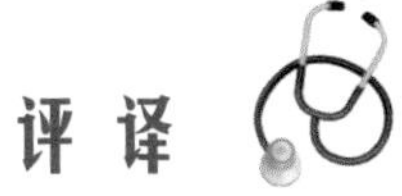

人和大自然一样，有形无形，精神和肉体，变化莫测。只有知识渊博，识见精当，才能发现生命的奥秘。

吴孟超说："在医生这个岗位上，我感悟了生命的可贵、责任的崇高、人生的意义。"

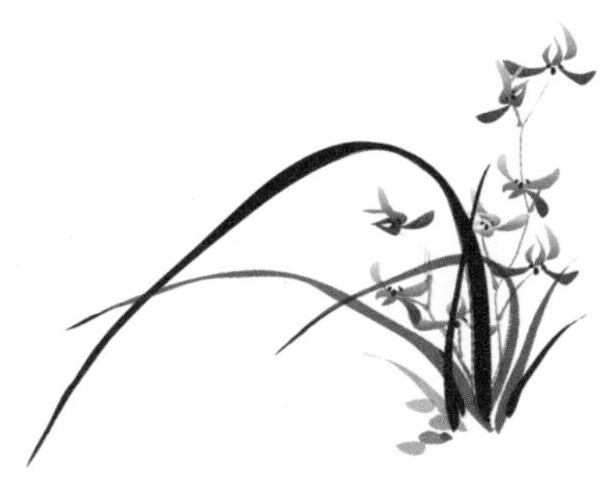

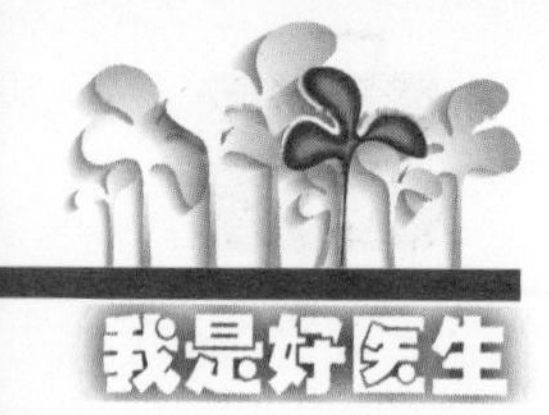

人命关天

天地之中，唯人最灵，
人之所重，莫过于命，
修短有分，夭寿悬天。
寒暑反常，嗜欲乖节，
疟寒痟暑，致毙不同，
伐性烂肠，摧年匪一，
拯斯之要，实在良方。

选文出自《梁简文帝御制集》。梁简文帝名萧纲，南朝梁皇帝。

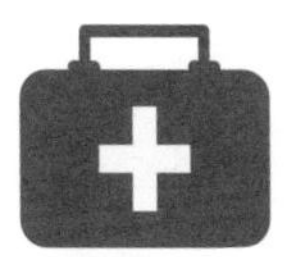

评译

人是大自然中最可贵的，人最看重的是自己的生命。寿命有长有短，可能由基因和遗传决定，但是，天气变化，饮食不当，生活无规律，以致疾病缠身。死亡原因有不同，死亡时间有先后，能拯救人的关键在于好医生。

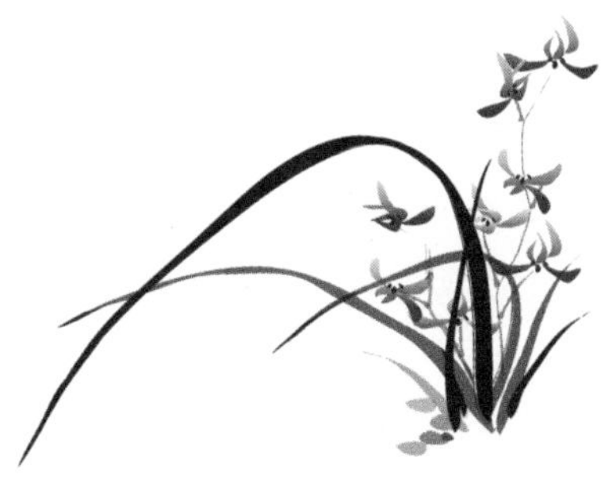

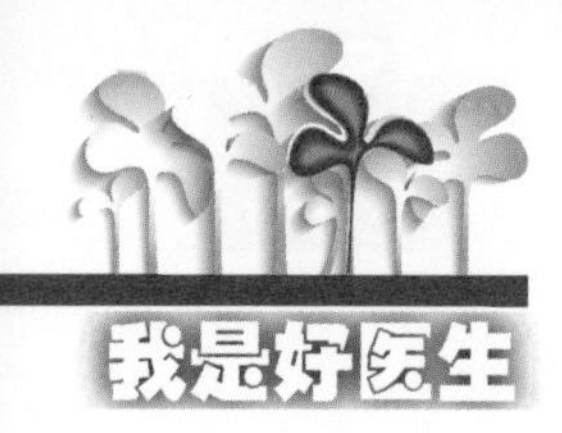

可托、可任、可信

非仁爱之士，不可托也，
非聪明理达，不可任也，
非廉洁淳良，不可信也。

古之用医，必选名姓之后，其德能仁恕博爱，其智能宣畅曲解，能知天地神祇之次，能明性命吉凶之数，处虚实之分，定逆顺之节，原疾疹之轻重，而量药剂之多少，贯微达幽，不失细微。如是乃谓良医。

且道家则尚冷，以草木以冷生；医家则尚温，以血脉以暖通。徒知其大趣，不达其细理，不知刚柔有轻重，节气有多少，进退盈缩有节却也。名医达脉者，求之寸口三候之间，则得之矣。度节气而候温冷，参脉理而合轻重，量药石皆相应。此可谓名医。

医有名而不良者，有无名而良者。

选文出自《物理论》，作者杨泉，晋代人。

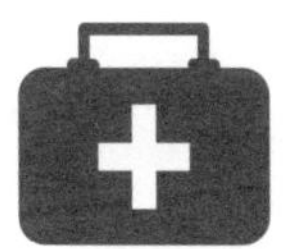

评 译

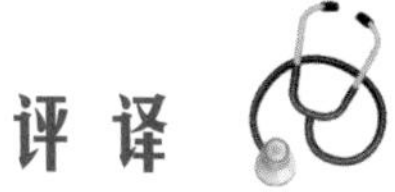

把生命托付给医生，只能拜托给具有一颗仁爱之心的医生，有一个智慧大脑的医生，有廉洁淳朴善良品行的医生。

医生是一个精英群体，虽不再有出身论，但是家教要好，品德要仁爱、宽恕，智慧要洞察事理，看病能识细微、辨轻重、善应对，才是一个好医生。

世界上有很有名，但水平不高的医生，也有无名气，但技术优良的医生。

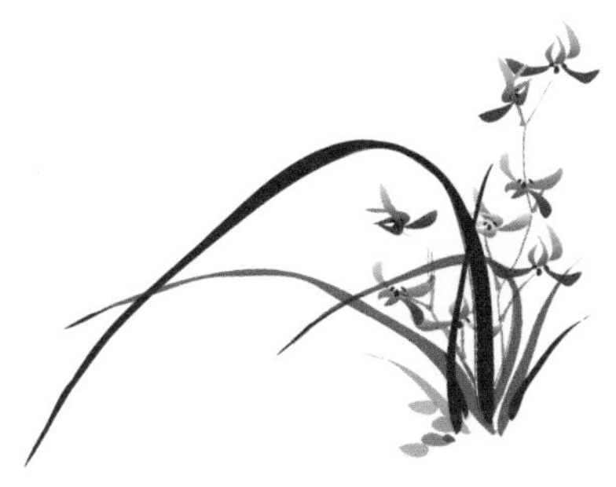

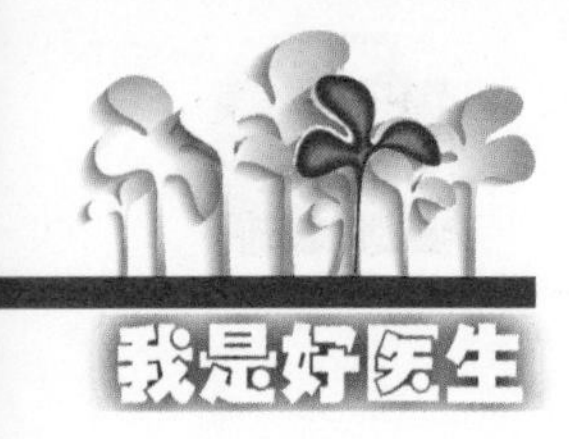

医乃仁术

医以活人为心，故曰：医乃仁术。

有疾而求疗，不啻求救焚溺于水火也。

医乃仁慈之术，须披发撄冠而往救之可也。

否则焦濡之祸及，少有仁心者能忍乎？

窃有医者，乘人之急而诈取货财，是则孜孜为利，跖之徒也，岂仁术而然哉。

比之作不善者尤甚也，天地岂不报之以殃乎？

选文出自《医灯续焰》，作者潘楫，明代医家。

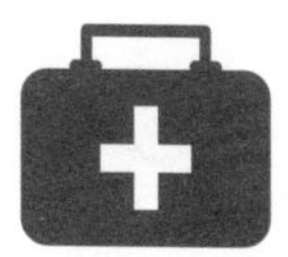

评 译

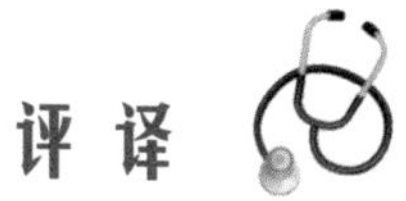

医生看病，如同在火海中救人，在江河中解救落水的人。医生的职责就是救人性命。乘人之危，谋取财物，与强盗没有区别。

李时珍对医道的归纳是“用之于卫生，推之以济世”，所以把医道也称为仁术。

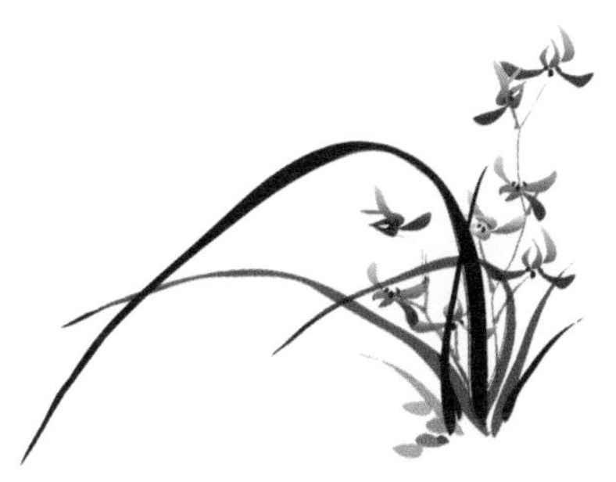

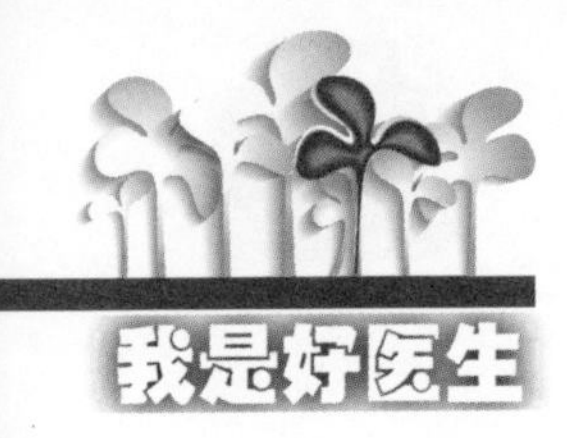

医业不朽

古人有三不朽之事：立德、立功、立言。
良医处世，不矜名，不计利，此其立德也；
挽回造化，立起沉疴，此其立功也；
阐发蕴奥，聿著方书，此其立言也。

选文出自《临证指南医案》，作者华岫云，清代医家。

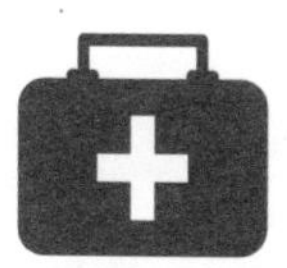

评译

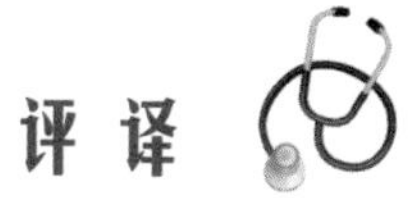

《左传》载：人做到死而不朽，“有立德，其次有立功，其次有立言”。

立德指创制垂法、博施济众。

立功指拯厄除难，功济于时。

立言指言得其要，理足可传。

好医生，也有三不朽：道德操守应不贪名逐利；事功业绩应救人性命、治愈顽疾；传道授业应著书立说，发现规律，解读奥秘。

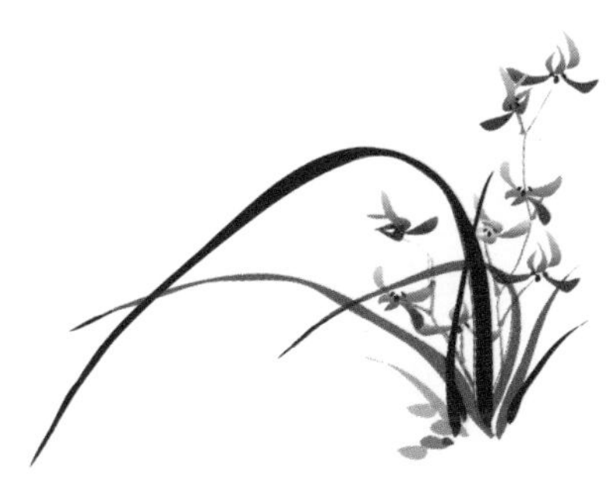

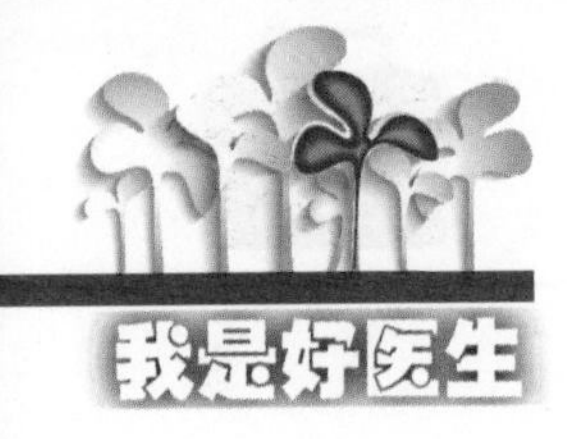

医家十要

一存仁心，乃是良箴，博施济众，惠泽斯深。
二通儒道，儒医世宝，道理贵明，群书当考。
三精脉理，宜分表里，指下既明，沉疴可起。
四识病源，生死敢言，医家至此，始称专门。
五知运气，以明岁序，补泻温凉，按时处治。
六明经络，认病不错，脏腑洞然，今之扁鹊。
七识药性，立方应病，不辨温凉，恐伤性命。
八会炮制，火候详细，太过不及，安危所系。
九莫嫉妒，因人好恶，天理昭然，速当悔悟。
十勿重利，当存仁义，贫富虽殊，施药无二。

选文出自《万病回春》，作者龚廷贤，明代医家。

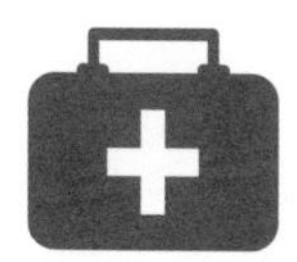

评译

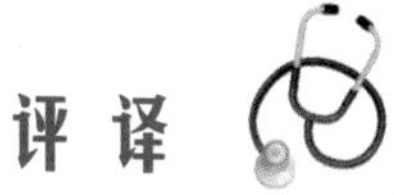

中医，通俗理解为中国的医学，只是与西医相对而言。当然，我们也可以解释为：中意。好医生的诊断是让人中意的。只有中意，才能治好病，救人命。这也是对医生执业的高要求。

博施济众，恩泽百姓；精通医术，遍读群书；诊断准确，手到病除；各种病因，了如指掌，善于治疗。

成就当代的扁鹊，也不会很远。

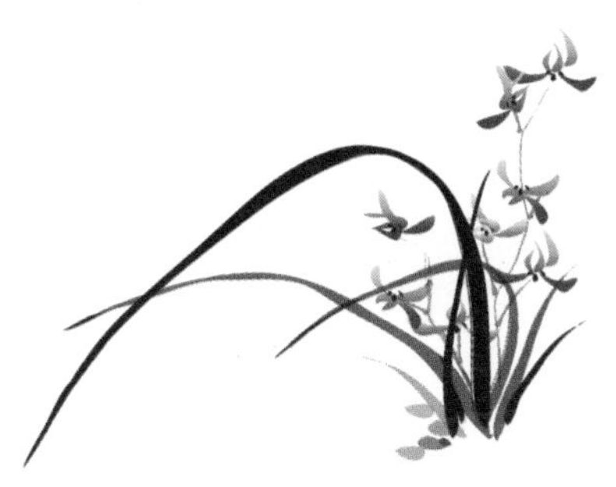

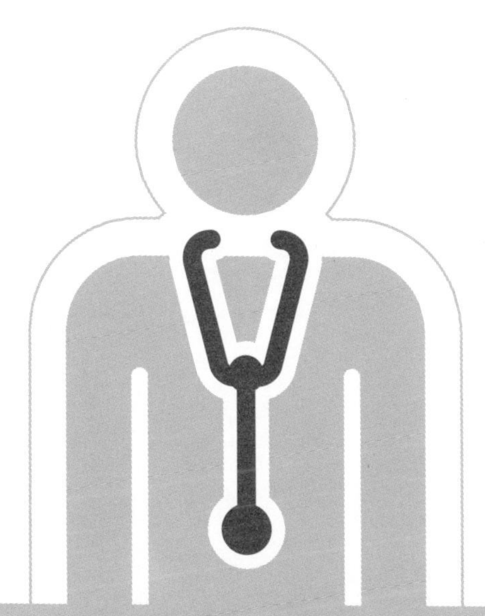

第二节

医 德

必先正己，然后正物。立存恒心，心存仁义，不争名，不逐利，博施济众，救人至上。

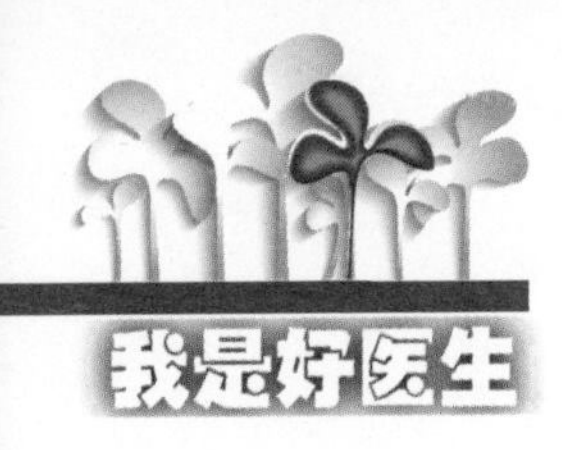

正己正物

为医之道，必先正己，然后正物。正己者，谓能明理以尽术也，正物者，谓能用药以对病也。如此，然后事必济而功必著矣。若不能正己，岂能正物？不能正物，岂能愈疾？

为医者，性存温雅，志必谦恭，动须礼节，举乃和柔，无自妄尊，不可矫饰，广收方论，博通义理，明运气，晓阴阳，善诊切，精察视，辨真伪，分寒热，审标本，识轻重。疾小不可言大，事易不可云难。贫富用心皆一，贵贱使药无别，苟能如此，于道几希，反是者，为生灵之巨寇。

为医者，遇有请召，不择高下，远近必赴。如到其家，须先问曾请医未，又问曾进是何汤药，已未经下，乃可得知虚实也，如已曾经下，即虚矣，更可消息参详，则无误矣。

选文出自《小儿卫生总微论方》，作者不详，南宋时著作。

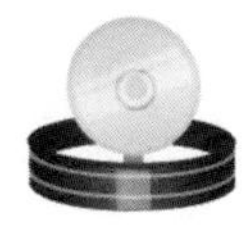

评译

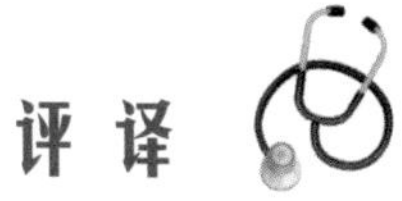

《孟子》载："大人者正己而物正。"意思是，伟大的人物，端正自己，天下万物便随之端正。

医生首先考虑的是端正自己，明确自己的志向和道德追求，然后，才能正确从事自己的工作。正己就是精通医理，恪守医德，正物就是诊断准确、治疗恰当。唯有如此，才能拯厄除难，功济于世，功绩显著。

裘法祖曾说："急病人之所急，想病人之所想。这句话容易说，不容易做，急些什么？想些什么？我认为至少应该急其痛苦，急其困难，急其危亡；想其医治，想其速愈，想其安全。这样，在诊治过程中，才能做到详询病情，细察脉色，辨证认真，处方周密，医嘱详尽，态度谦和。"

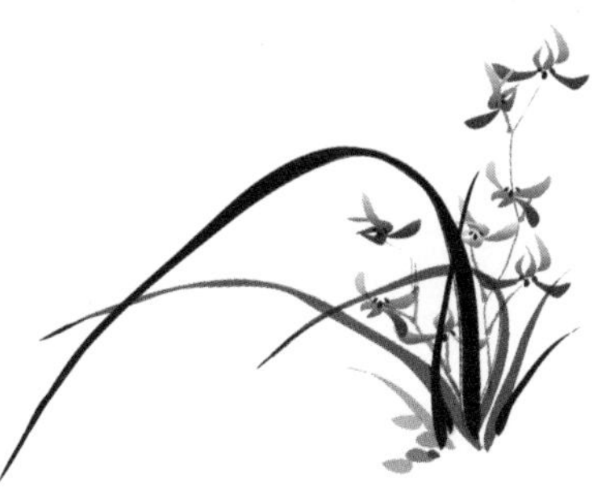

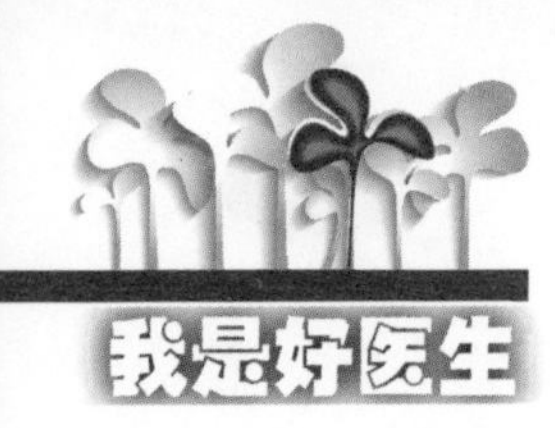

医不贪名

为医者，须略通古今，粗守仁义。
绝驰骛利名之心，专博施救援之志。
如此则心识自明，神物来相。
又何戚戚沽名，龊龊求利也？

选文出自《医说》，作者张杲，宋代医家。

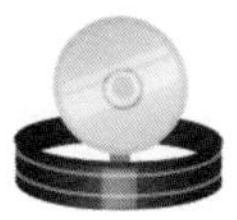

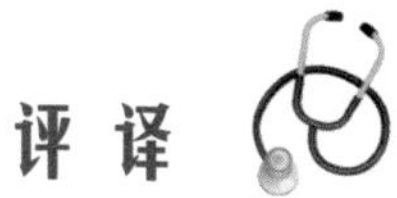

评 译

医生必须稍稍通晓古史今事，坚守仁爱义利，遵守基本道德规范，断绝追求名利的思想，树立专心济世救人的志向。这样才能心明德馨，知识贯通，千万不要沽名钓誉，妄图财物。

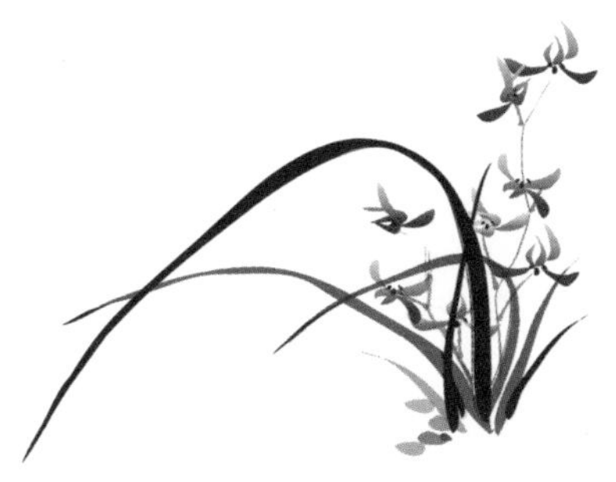

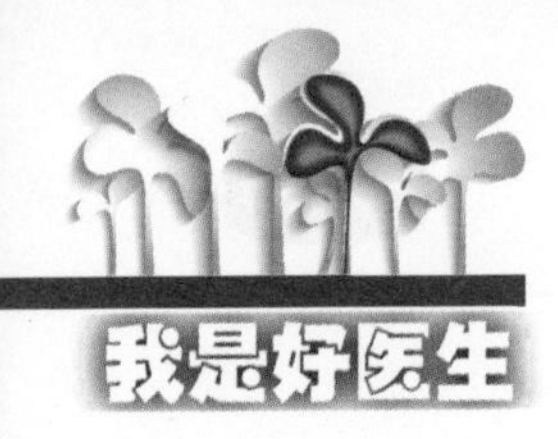

医不贪利

无恒德者，不可以作医，人命生死之所系。

庸人假医以自诬，其初则要厚利，虚实补泻，未必适当。

幸而不死，则呼需百出，病者甘心以足其欲。

不幸而毙，则曰，饮食不知禁，嗜欲有所违，非药之过也。

厚载而出，死者何辜焉！

选文出自《省心录》，作者林逋，北宋诗人。

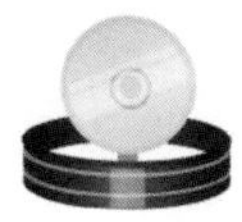

评译

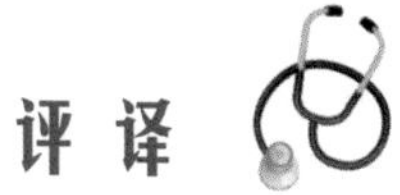

性命攸关，没有恒心，不能从事医生职业。

庸医以医谋生，高要报酬，治病用药，侥幸不死，就多求回报，病人也自愿付出。万一治死病人，就借口饮食不当，生活不检点，不是错误治疗的结果。

收了病人大把的钱财，死去的人岂不是太无辜了吗？

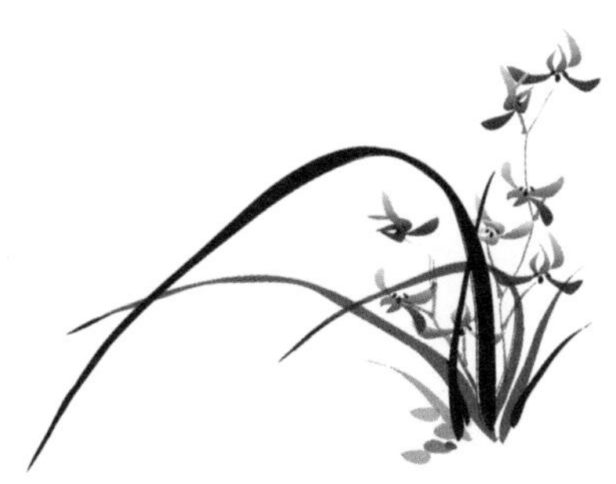

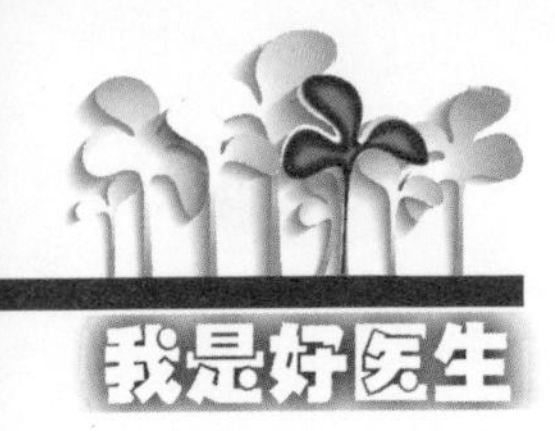

四大法宝

不有精敏之思，不足以察隐，
不有果敢之勇，不足以回天；
不有圆融之智，不足以通变，
不有坚持之守，不足以万全。

选文出自《类经图翼》，作者张介宾，明代医家。

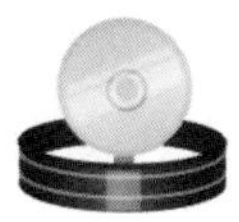

评译

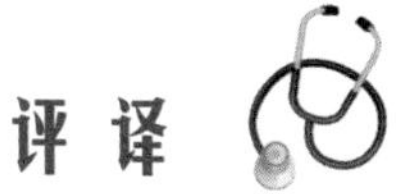

希波克拉底告诉我们：医术是一切技术中最美和最高尚的。

智勇双全、信念坚定是对保家卫国的将军的要求，医生则是生命的守护神，是抵抗疾病侵袭的“边塞将领”。

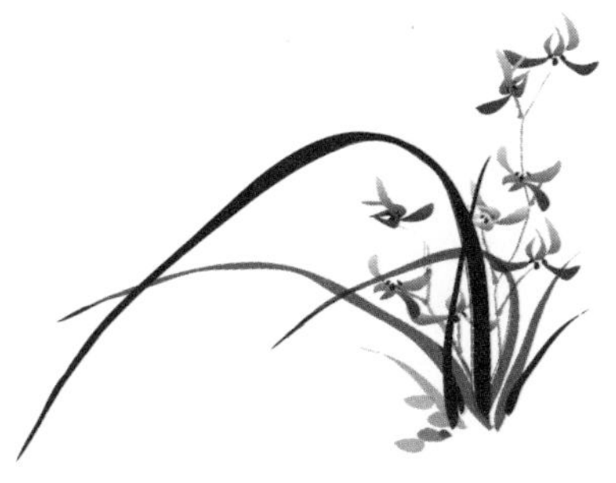

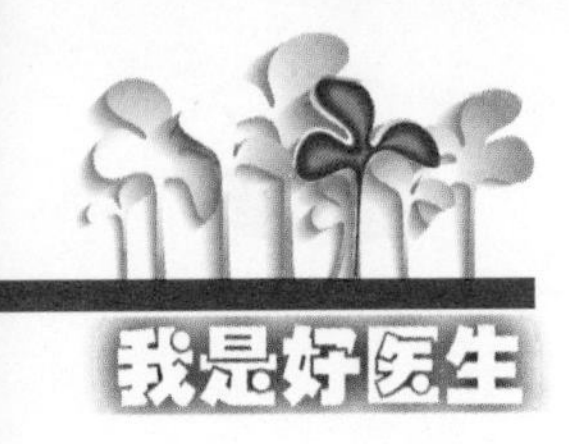

明医箴言

今之明医，心存仁义。博览群书，精通道艺。
洞晓阴阳，明知运气。药辨温凉，脉分表里。
治用补泻，病审虚实。因病制方，对症投剂。
妙法在心，活变不滞。不炫虚名，惟期博济。
不计其功，不谋其利。不论贫富，药施一例。
起死回生，恩同天地。如此明医，芳垂万世。

选文出自《古今医鉴》，作者龚信，明代医家。

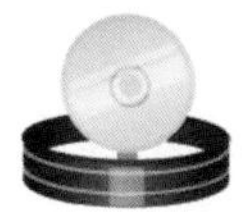

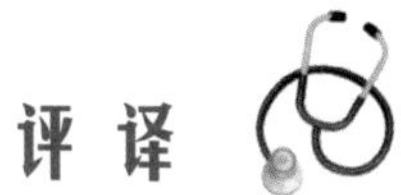

评译

这是一篇中国的医生宣言。

日内瓦医生宣言：准许我进入医业时，我郑重地保证自己要奉献一切为人类服务。我将要给我的师长应有的崇敬及感戴；我将要凭我的良心和尊严从事医业；病人的健康应为我的首要的顾念；我将要尊重所寄托给我的秘密；我将要尽我的力量维护医业的荣誉和高尚的传统；我的同业应视为我的手足；我将不容许有任何宗教、国籍、种族、政见或地位的考虑介于我的职责和病人间；我将要尽可能地维护人的生命，自从受胎时起；即使在威胁之下，我将不运用我的医学知识去违反人道。我郑重地、自主地并且以我的人格宣誓以上的约定。

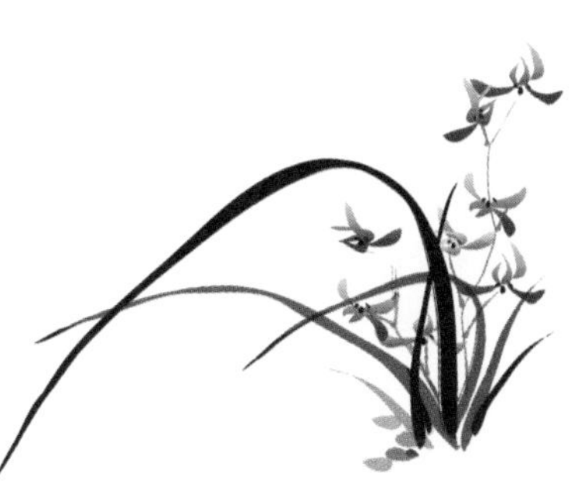

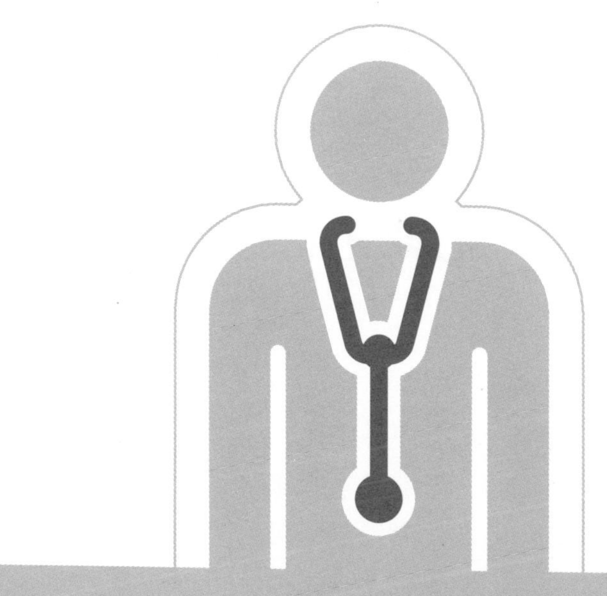

第三节

医品

性存温雅，不得多语调笑，道说是非，议论人物，炫耀名声。同行相轻，在人命关天面前是苍白的。

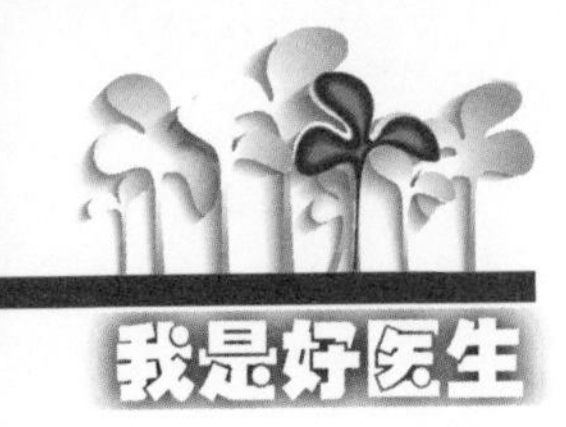

无欲无求

大医治病，必当安神定志，无欲无求，先发大慈恻隐之心，誓愿普救含灵之苦。

若有疾厄来求救者，不得问其贵贱贫富，长幼妍媸，怨亲善友，华夷愚智，普同一等，皆如至亲之想。

亦不得瞻前顾后，自虑吉凶，护惜身命，见彼苦恼，若己有之，深心凄怆，勿避险巇，昼夜寒暑，饥渴疲劳，一心赴救，无作功夫形迹之心。

如此，可为苍生大医，反此，则是含灵巨贼。

选文出自《备急千金要方》，作者孙思邈，唐代医家。

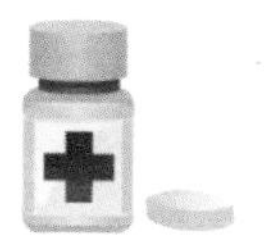

评译

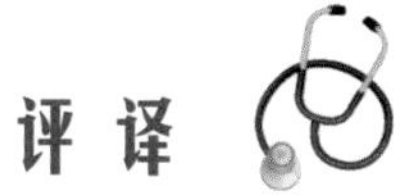

好医生治病，一定是精神专注，神定气闲，不求名利，救死扶伤。不管病人社会地位，钱多钱少，年龄大小，朋友还是仇人，要一视同仁，都当成自己最亲的人。

不能患得患失、瞻前顾后、顾虑得失祸福。要把病人的痛苦，当成自己的烦恼，全力以赴，不做表面文章，才是天下的好医生。反之，就是人类的强盗。

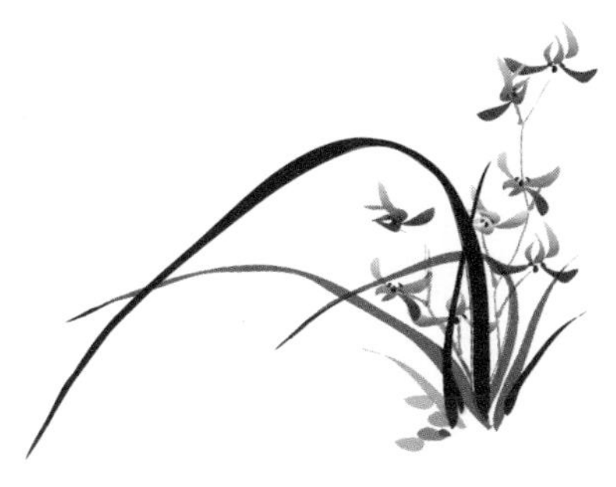

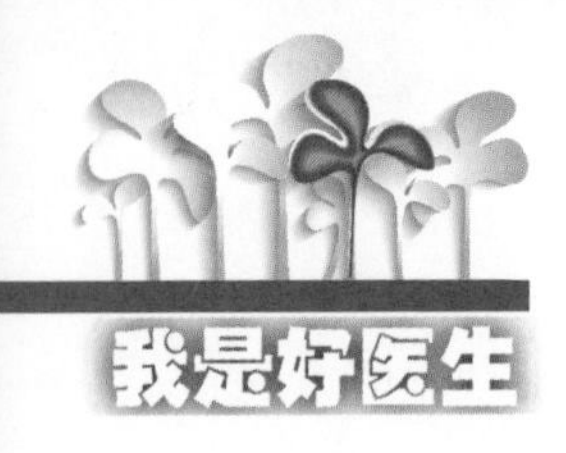

气定神闲

大医之体，欲得澄神内视，望之俨然，宽裕汪汪，不皎不昧，省病诊疾，至意深心，详察形候，纤毫勿失，处判针药，无得参差。

虽曰病宜速救，要须临事不惑，唯当审谛覃思，不得于性命之上，率尔自逞俊快，邀射名誉，甚不仁矣。

又到病家，纵绮罗满目，勿左右顾眄，丝竹凑耳，无得似有所娱，珍馐迭荐，食如无味，醽醁兼陈，看有若无。

所以尔者，夫一人向隅，满堂不乐，而况病患苦楚，不离斯须，而医者安然欢娱，傲然自得，兹乃人神之所共耻，至人之所不为，斯盖医之本意也。

选文出自《备急千金要方》，作者孙思邈，唐代医家。

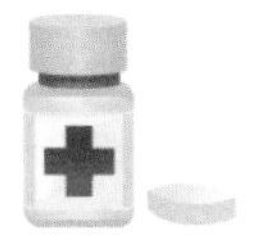

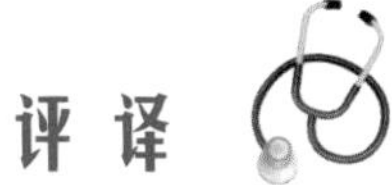

评译

好医生，应当风度翩翩，端庄大方，精神饱满，不亢不卑，诊断病情用功细心，不失细节，不出差错。

即使对待急救病人，也要稳当处理，不慌不忙，不要逞强而为。

见到有钱有势的病人，不能请吃请喝，游玩娱乐。家有病人，全家不乐，医生更不应该耽于娱乐，逍遥自得。

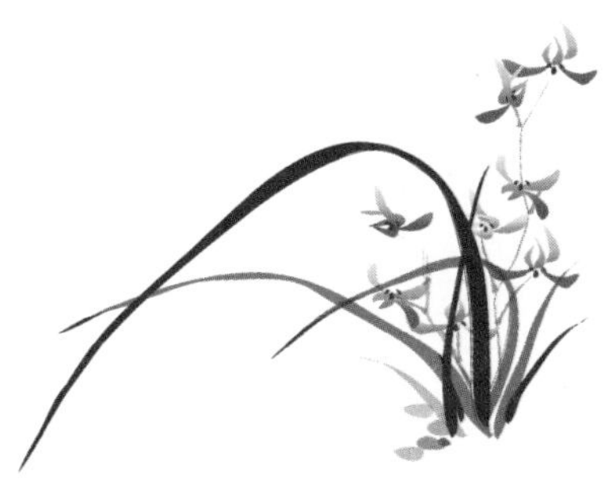

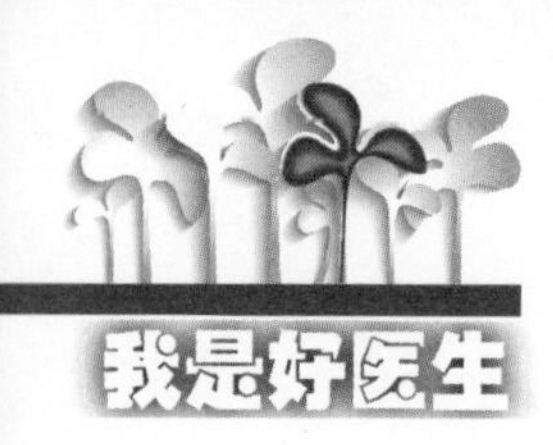

谨言慎行

为医之法，不得多语调笑，谈谑喧哗，道说是非，议论人物，炫耀声名，訾毁诸医，自矜己德。偶然治瘥一病，则昂首戴面，而有自许之貌，谓天下无双，此医人之膏肓也。

不得恃自所长，专心经略财物，但作救苦之心，于冥运道中，自感多福者耳。

又不得以彼富贵，处以珍贵之药，令彼难求，自炫功能，谅非忠恕之道。

选文出自《备急千金要方》，作者孙思邈，唐代医家。

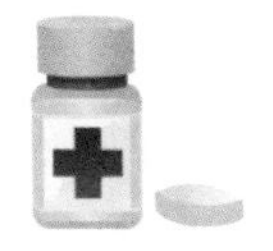

评译

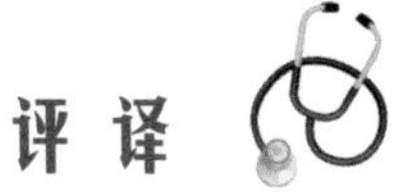

外国有人说：医学这门学科需要高度整合心智与道德，让人求新、务实并有慈悲，是一种艺术而非交易。决不能把一份崇高神圣的使命，糟蹋成一门卑鄙的生意。

医生执业，不应该言语浅薄，大声说笑，说人短长，夸口吹牛；不应该以医谋财，不能开大处方、乱检查。

偶然治愈病人，就认为老子天下第一，这是医生的不治之症。

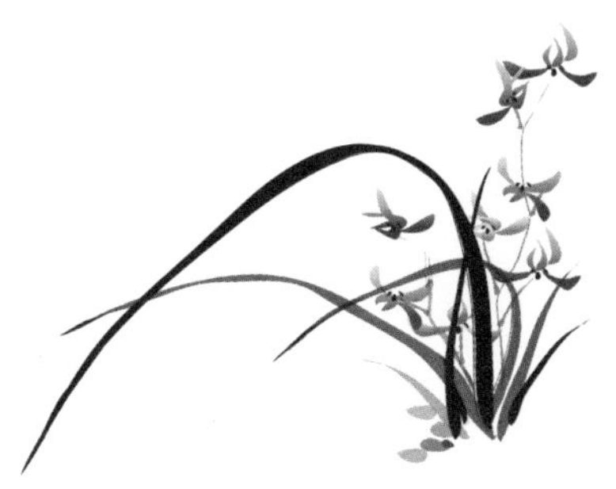

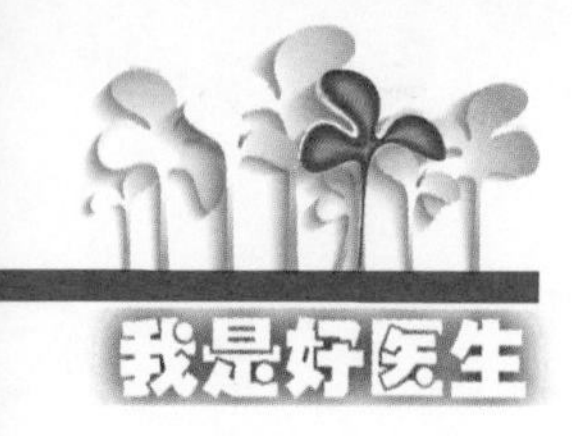

戒毁同道

大抵行医片言处，
深思浅发要安详。
更兼忠厚斯为美，
切戒逢人恃己长。

医门一业，慈爱为先，尝存救治之心，方集古贤之行。近世医者，诊察诸疾，未言理疗，訾毁前医，不量病有浅深，效有迟速，亦有阴虚阳实，翕合转移，初无定论，惟务妒贤嫉能，利己害人，惊谑病家，意图厚赂，尤见不仁之心甚矣。

选文出自《活幼心书》，作者曾世荣，元代医家。

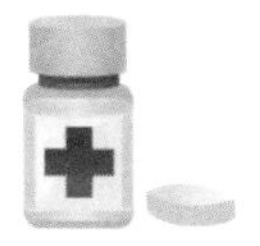

评译

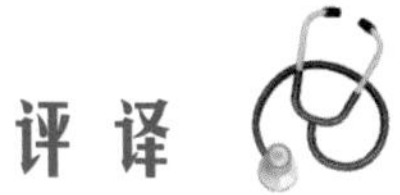

医生治病救人，一言一行，都要深思熟虑，举止要平静稳重，内心更要忠厚相待，千万不要在别人面前炫耀自己的长处。不良医生贬低其他医生，妒贤嫉能，唯求自己利益，以病情严重来威吓，求得厚报，实在是没有仁爱之心啊。

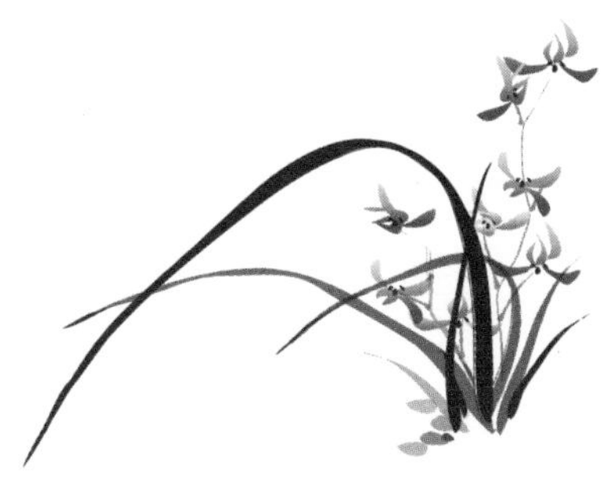

先去贪嗔

为医先要去贪嗔，

用药但凭真实心。

富不过求贫不倦，

神明所在俨如临。

人有恒心，践履端谨，始可与言医道矣。凡有请召，不以昼夜、寒暑、远近、亲疏、富贵、贫贱，闻命即赴，视彼之疾，举切吾身，药必用真，财勿过望，推诚拯救，勿惮其劳，冥冥之中，自有神佑。

选文出自《活幼心书》，作者曾世荣，元代医家。

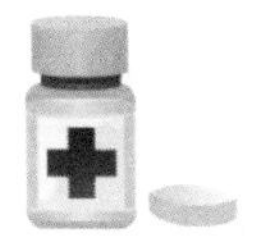

评 译

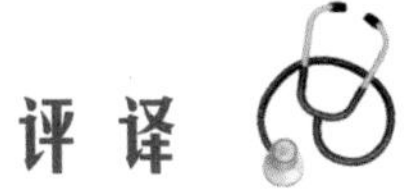

治病救人，不能贪利，不能发怒，选择治病方案要认真尽心，不存私欲，决不嫌贫爱富。

从事医生这一职业，时刻想到“举头三尺有神明”。

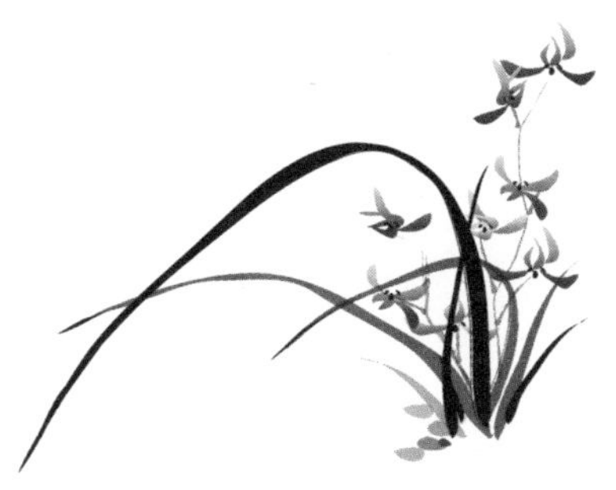

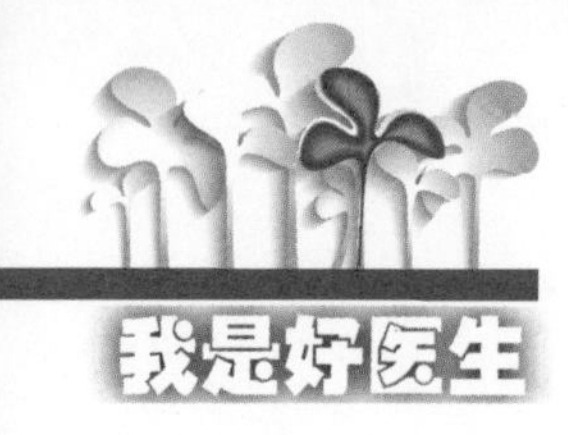

医家存心

当自重，不当自轻。

当自谦，不当自傲。

当计功，不当计利。

当怜贫，不当谄富。

自重必多道气；自轻必无恒心。

自谦者，久必学进；自傲者，久必术疏。

计功则用心于治病，而技巧生；计利则用心于肥家，而诡诈出。

怜贫则不择人而医，阴德无穷；谄富则不待请而至，卑污莫状。

选文出自《医灯续焰》，作者潘楫，明代医家。

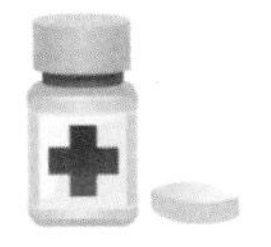

评 译

自认责任重大，才能增强医生的道德风范；

自我看轻，不会有恒心和恒业，无法提升专业水平。

谦虚使人进步，医术必定提高；

骄傲使人落后，医术必定荒废。

立志专心于研究治疗疾病，技艺不断长进；

用心谋利为增自家财富，欺诈就会产生。

对待穷人、富人也应一视同仁。

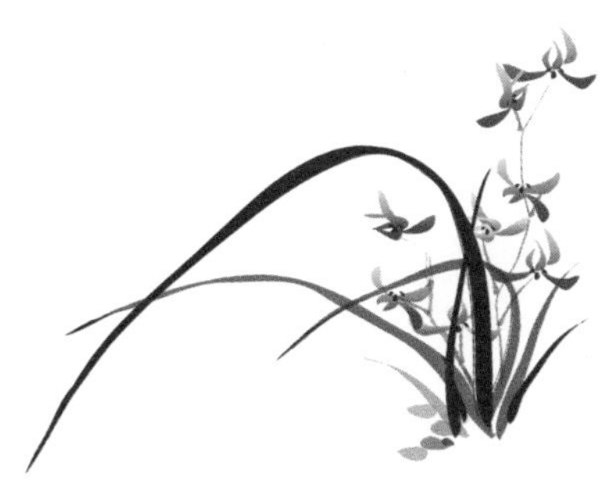

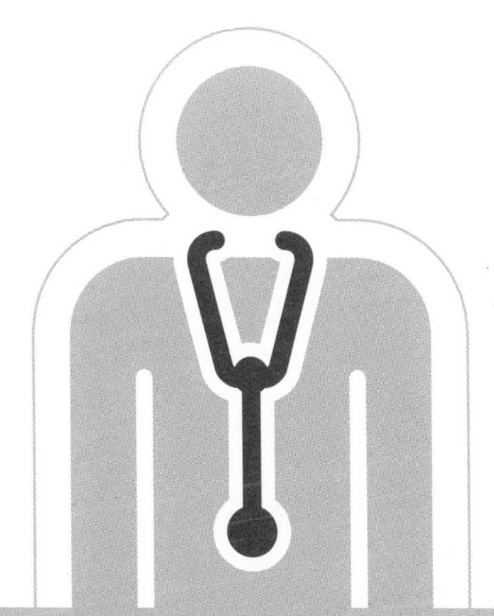

第四节

医 学

一辈子的职业，一辈子的学习，博极医源，熟读经史，不学无以成大医。

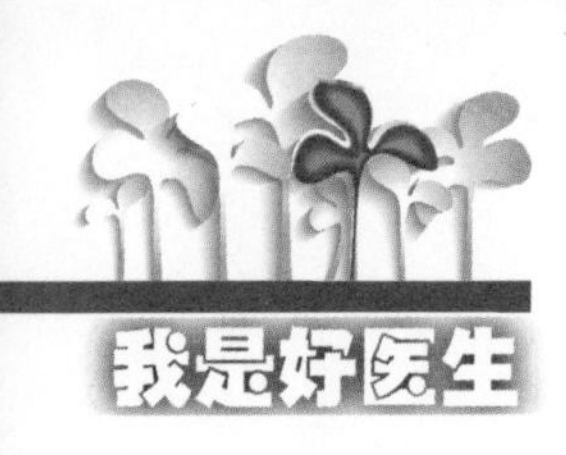

大医习业

欲为大医，必须谙《素问》、《甲乙》、《黄帝针经》、《明堂》、《流注》、十二经脉、三部九候、五脏六腑、表里孔穴、《本草》、《药对》，张仲景、王叔和、阮河南、范东阳、张苗、靳邵等诸部经方。

须妙解阴阳禄命，诸家相法，灼龟五兆、《周易》《六壬》，并须精熟，如此乃得为大医。

须熟读此方，寻思妙理，留意钻研，始可与言于医道者矣。

须涉猎群书。若不读五经，不知有仁义之道。不读三史，不知有古今之变。不读诸子，睹事则不能默而识之。不读内经，则不知有慈悲喜舍之德。不读老庄，则不能任真体运，则吉凶拘忌，触涂而生。若能具而学之，则于医道无所滞碍，尽善尽美矣。

选文出自《备急千金要方》，作者孙思邈，唐代医家。

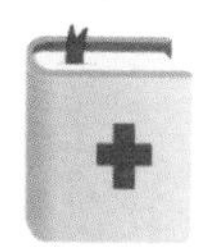

评 译

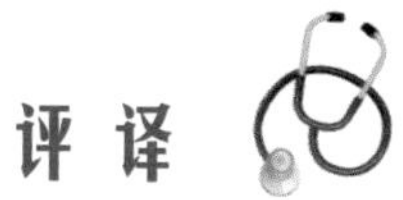

医生是一辈子的职业，需要一辈子学习。

孙思邈告诉你学习方法、学习态度、学习途径。西医不需要必读这些书，可是学无止境。

读书有三种境界。第一境界：昨夜西风凋碧树。独上高楼，望尽天涯路。第二境界：衣带渐宽终不悔，为伊消得人憔悴。第三境界：众里寻她千百度，蓦然回首，那人却在灯火阑珊处。

读书学医，也当有这三种境界。

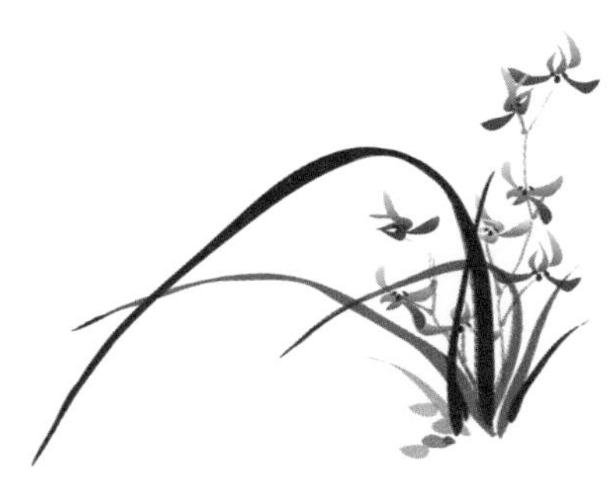

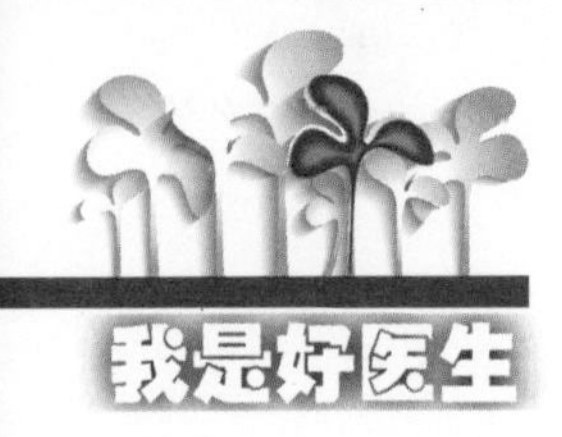

博极医源

读方三年，便谓天下无病可治；

治病三年，乃知天下无方可用。

学须博极医源，精勤不倦，不得道听途说，而言医道已了，深自误哉。

选文出自《备急千金要方》，作者孙思邈，唐代医家。

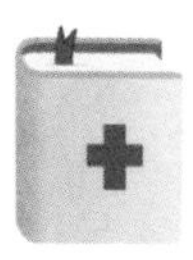

评译

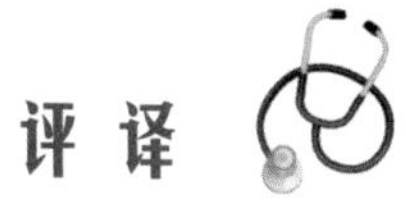

浅尝辄止，对医生是不足取的。

医学生从学校毕业，才是学医的开始。看了几年医书，就说天下没有病不可以治好，当了几年医生后，才知道很多病还没有治疗方法。医生一定要钻研医学典籍，勤奋刻苦，不知疲倦，不能道听途说，千万不能满足，否则只会害人害己。

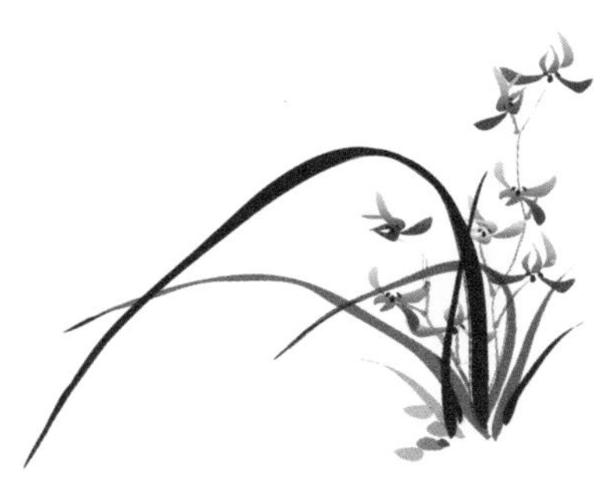

读书穷理

凡为医师，当先读书，凡欲读书，当先识字。

不识字义，宁解文理。文理不通，动成窒碍。

虽诗书满目，于神不染，触途成滞，何由省入。

譬诸面墙，亦同木偶，望其拯生民之疾苦，顾不难哉？

故昔称太医，今曰儒医。太医者，读书穷理。

本之身心，验之事物，战战兢兢，求中于道，造次之际，罔敢或肆者也。

外此则俗工耳，不可以言医矣。

选文出自《神农本草经疏》，作者缪希雍，明代医药家。

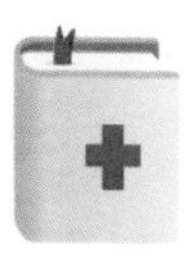

评 译

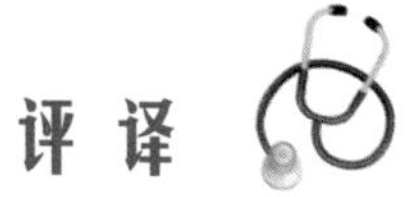

苏东坡说“人生识字忧患始”，中医名家裘沛然说“光读书只有空洞的理论，光看病只有狭隘的经验”。

不读书，不能当医生，好像把对医生的要求看得太低了。通过看书追寻病情来龙去脉，探寻疾病的内在规律，才是医生读书的要求。不把读书明理放在第一位，只是平凡的工匠罢了，不配从事医生这个职业。

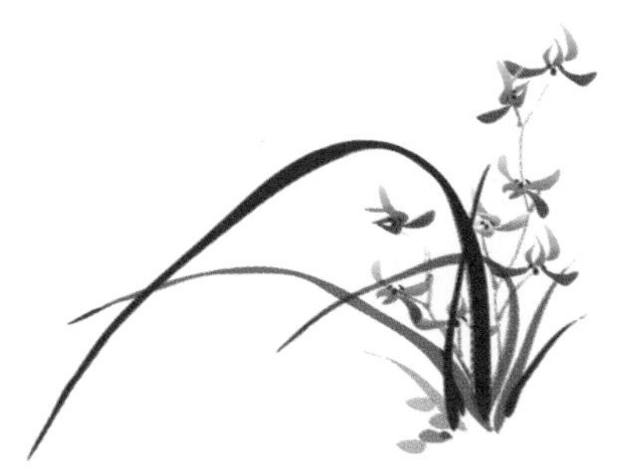

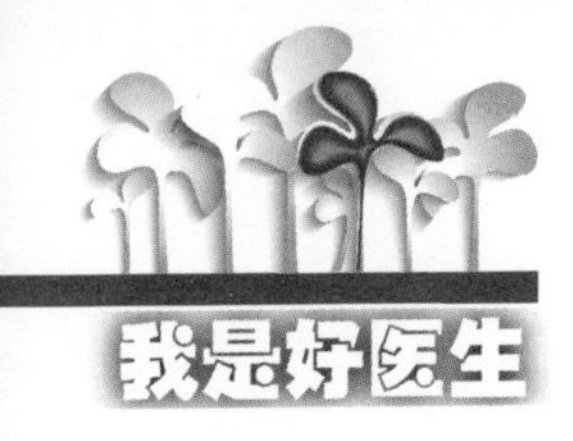

勤求道术

凡作医师，宜先虚怀，灵知空洞，本无一物。
苟执我见，便与物对，我见坚固，势必轻人。
我是人非，与境角立，一灵空窍，动为所塞。
虽日亲至人，终不获益，白首故吾，良可悲已。
执而不化，害加于人，清夜深思，宜生愧耻。
况人之才识，自非生知，必假问学。
问学之益，广博难量，脱不虚怀，何由纳受？
不耻无学，而耻下问，师心自圣，于道何益！
苟非至愚，能不儆省乎？

选文出自《神农本草经疏》，作者缪希雍，明代医药家。

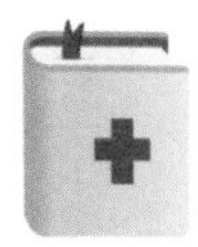

评译

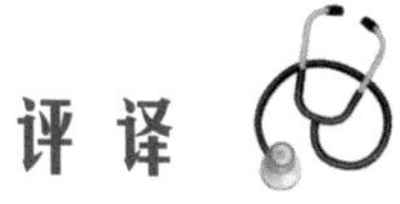

袁枚有诗云："医无成见心才活，病到垂危胆亦粗。"

学医要先无成见，不能先入为主，固执己见，要广泛涉猎不同见解。只认为自己对，别人错，容易堵塞新思想、新技术，医术一辈子也不会得到提高。

人的学识水平，不会与生俱来，都是通过学习得来的，一定要虚怀若谷，善于请教别人。

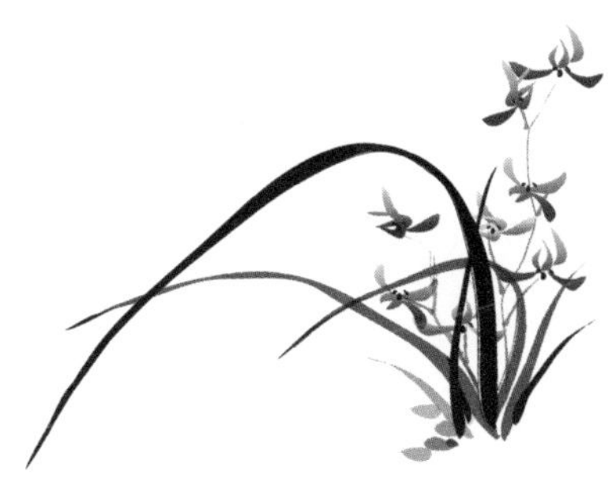

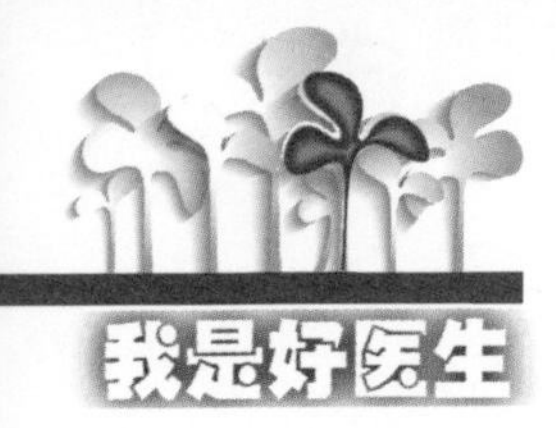

意详理明

医者意也，意思精详则得之。

医者理也，理透心明斯至矣。

夫扁鹊之目洞垣者，亦窥窍于理耳。故欲希扁鹊之神，必须明理；欲明于理，必须求经；经理明而后博采名家，广资意见，其有不通神入圣者，未之有也。

选文出自《外科正宗》，作者陈实功，明代医家。

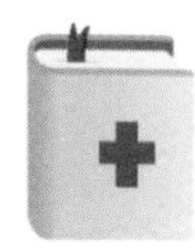

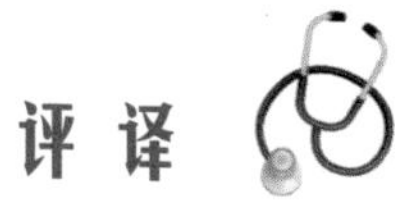

评 译

医学需要心领神会，要详尽地掌握真实意思，才能懂得医学原理；医学需要道理清晰，认识清楚道理，才能真正掌握医学知识。

《史记》载，扁鹊能透过一垛墙洞察一个人，是真正掌握了看病的精髓。先看书读经，才能明白医理；明白医理，再各取所长，取长补短，多方学习，一定会成为好医生。

医生必须对于医学知识烂熟于胸，认识精到，才能领悟精华。

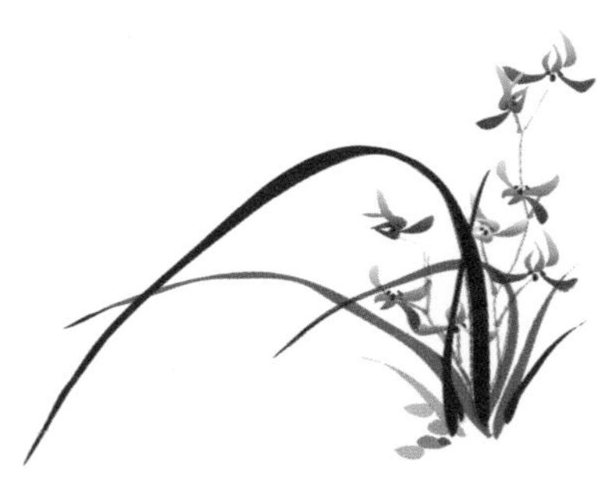

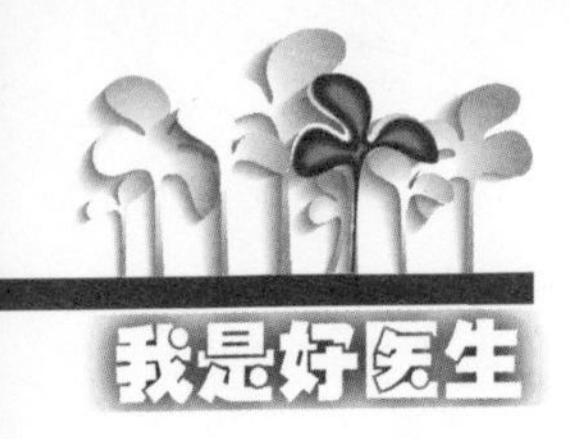

医贵乎精

医能去病，人不能无病，病不能不医，以医有起死回生之力也。医岂易言乎哉？苟医者胸无洞见，拘定旧规，不知变通，经治必然功少。

是以医贵乎精，学贵乎博，识贵乎卓，心贵乎虚，业贵乎专，言贵乎显，法贵乎活，方贵乎纯，治贵乎巧，效贵乎捷。

知乎此，则医之能事毕矣。

选文出自《医门补要》，作者赵濂，清代医家。

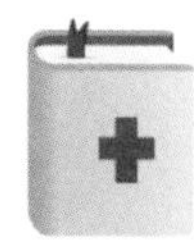

评 译

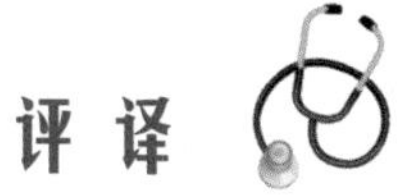

在病人眼里，医生能起死回生。然而，不是所有的医生都医术精湛，手到病除。有的医生没有高明的见解，知识陈旧，又不会灵活运用，治病多不会有好效果。

医术关键要精通，学习关键要渊博，见识关键要高人一等，内心关键要虚怀若谷，技术关键要专一，说话关键要明白无误，诊断关键要灵活，用药关键要对症，治疗关键要技高一筹，疗效关键要立竿见影。

把这十个方面作为努力目标，医生的本领才能都掌握。

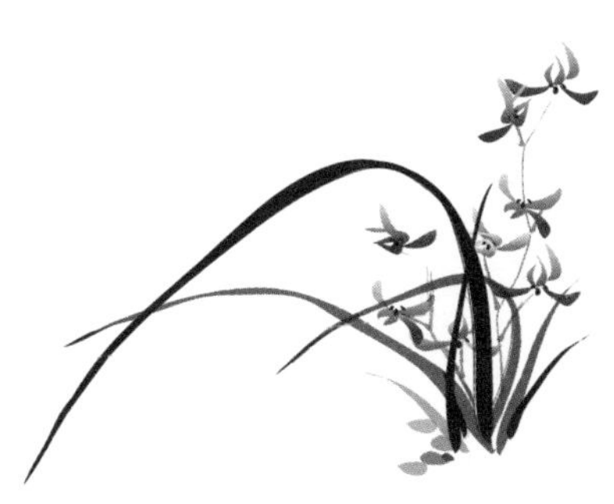

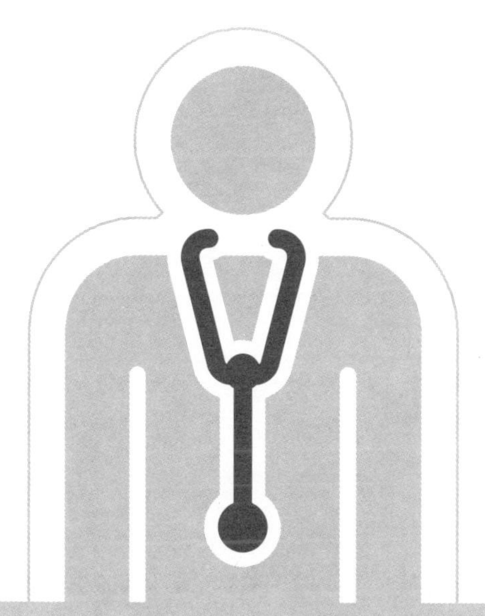

第五节

医术

再好的医疗设备，只是工具而已，脱不了望、闻、问、切。深入了解病人情况，对症下药，药到病除，才是医术的内涵。

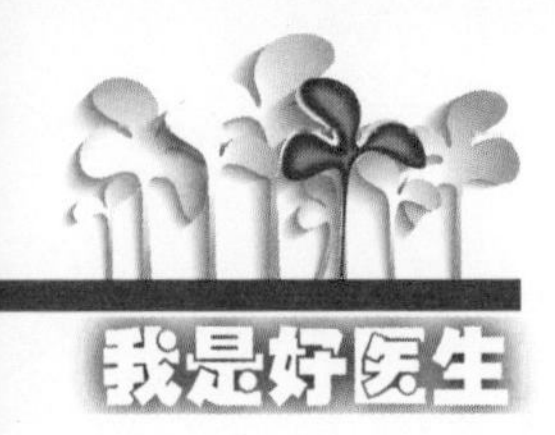

十全医师

医师掌医之政令，聚毒药以供医事。
岁终，则稽其医事，以制其食。
十全为上，十失一次之，十失二次之，
十失三次之，十失四为下。

选文出自《周礼》，传说为周公所作。

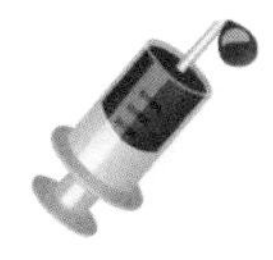

评译

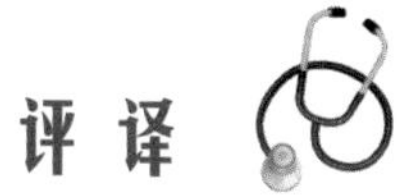

《吕氏春秋》载：“今有良医在此，治十人而起九人，所以求之万也。”是说能看好九成病人的医生就会门庭若市。

周代医师负责管理医药法律和行政，收储药材来保障医疗工作。年末，组织考核其医疗情况，决定发放薪水标准。全部合格为上等，有一成差错为第二，有二成差错为第三，有三成差错为中等，有四成差错为下等。

激励医生提升能力水平，考核是重要一环，十全医生是极少的。

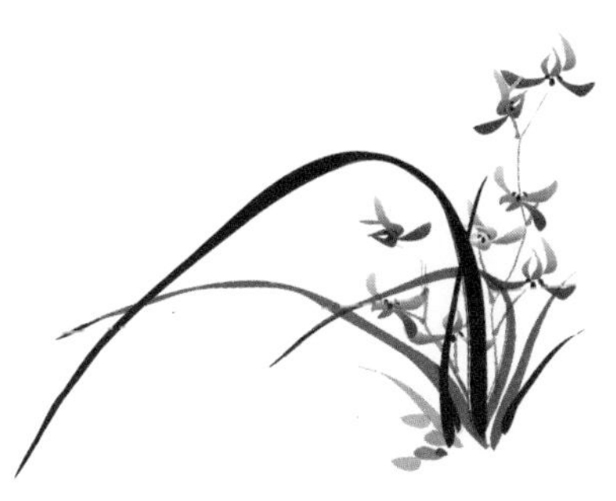

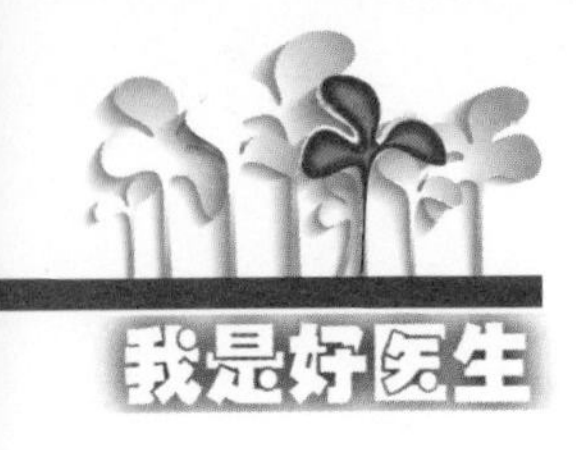

庸医五过

凡未诊病者，必问尝贵后贱，名曰脱营。尝贵后贫，名曰失精，五气留连，病有所并。医工诊之，不在脏腑，不变躯形，诊之而疑，不知病名，身体日减，气虚无精，病深无气，洒洒然时惊。良工所失，不知病情。此治之一过。

凡欲诊病者，必问饮食居处，暴乐暴苦，始乐后苦，皆伤精气。精气竭绝，形体毁沮。暴怒伤阴，暴喜伤阳。厥气上行，满脉去形。愚医治之，不知补泻，不知病情。此治之二过。

善为脉者，必以比类奇恒，从容得之，为工而不知道，此诊之不足贵。此治之三过。

诊有三常，必问贵贱，封君败伤，及欲侯王？医不能严，不能动神，外为柔弱，乱治失常，病不能移，则医事不行。此治之四过。

凡诊者，必知终始，有知余绪，切脉问名，当合男女。医不能明，不问所发，唯言死日，亦为粗工。此治之五过。

选文出自《素问》。《素问》全称《黄帝内经·素问》，为我国现有最早的一部医书《黄帝内经》的组成之一。

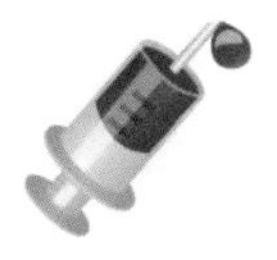

评译

以人为镜，可以知得失。

从别人失败的经验中学习，不失为好途径。

问诊是医生的第一门技艺。

失德、失品、失术的医生是让人痛恨的。

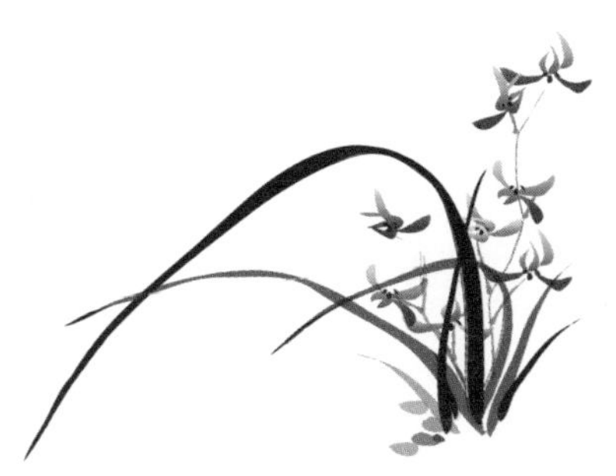

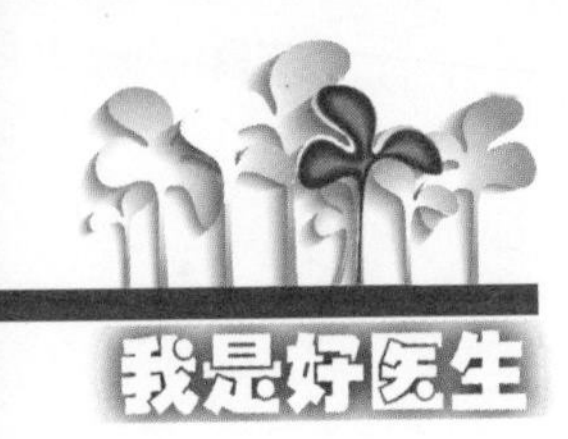

庸医四失

诊不知阴阳逆从之理，此治之一失。

受师不卒，妄作杂术，谬言为道，更名自功，妄用砭石，后遗身咎，此治之二失。

不适贫富贵贱之居，坐之薄厚，形之寒温，不适饮食之宜，不别人之勇怯，不知比类，足以自乱，不足以自明，此治之三失。

诊病不问其始忧患，饮食之失节，起居之过度，或伤于毒，不先言此，卒持寸口，何病能中，妄言作名，为粗所穷，此治之四失。

选文出自《素问》。《素问》全称《黄帝内经·素问》，为我国现有最早的一部医书《黄帝内经》的组成之一。

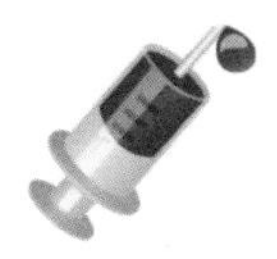

评译

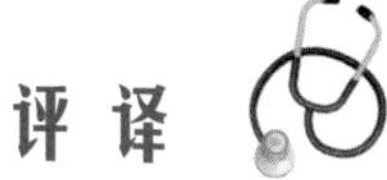

学不深，乱治疗，行不正，事不工，也是许多庸医的写照。

治病失败的原因有四种：

不掌握辩证法和不懂得对立统一的道理。

学业不精，听用荒谬，自以为是，乱用治疗方法。

不认真辨别病人基本情况。

不问发病原因。

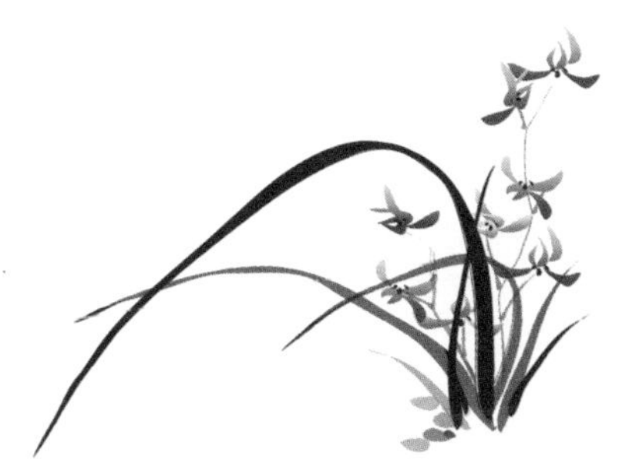

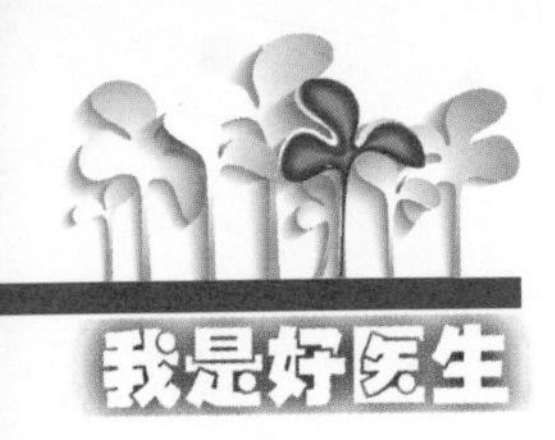

视死别生

观今之医：

不念思求经旨，以演其所知，各承家技，始终顺旧。

省疾问病，务在口给，相对斯须，便处汤药；

按寸不及尺，握手不及足，人迎趺阳，三部不参；

动数发息，不满五十，短期未知，决诊九候，曾无仿佛；

明堂阙庭，尽不见察，所谓窥管而已。

夫欲视死别生实为难矣！

选文出自《伤寒论》，作者张仲景，东汉时期杰出医家。

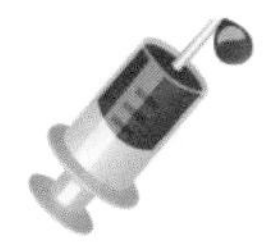

评译

救死扶伤是一件极难的事情。

现在的医生，不注意学习医学知识，凭经验吃饭，因循守旧；看病问诊，寥寥数语，短短几分钟，开方拿药。怎么能够看好病呢？

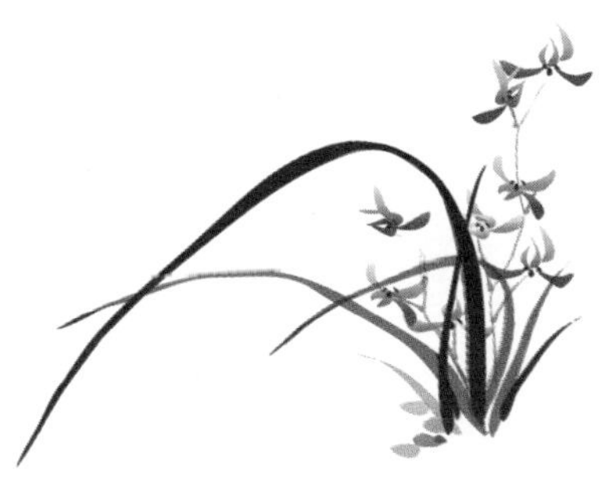

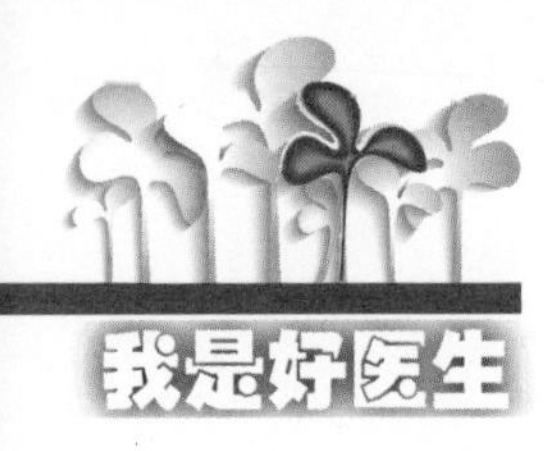

治病五难

辨疾之难

古人视疾，必察其声音颜色，举动肤理，情性嗜好，问其所为，考其所行，已得其大半。而又遍诊人迎、气口、十二动脉。求之如此其详，而然犹惧失之。

治疾之难

古以治疾者，先知阴阳运历之变故，山林川泽之窍发。而又视其人，老少肥瘠、贵贱居养、性术好恶、忧喜劳逸，顺其所宜，违其所不宜。盛衰强弱，五脏异禀，循其所同，察其所偏，不以此形彼，亦不以一人例众人，此人事也。舍药遂去，而希其十全，不其难哉。

服药之难

古之饮药者，煮炼有节，饮啜有宜。宜温宜寒，或缓或速，或乘饮食喜怒，而饮食喜怒为用者，有违饮食喜怒，而饮食喜怒为敌者，此饮啜之宜也。

处方之难

药之单用为易知，药之复用为难知。世之处方者，以一药为不足，又以众药益之，殊不知药之有相使者、相反者，有相合而性易者。至于相合而他脏，致他疾者，庸可易知耶。

辨药之难

医诚艺也，方诚善也，用之中节也，而药或非良，奈何哉。

选文出自《良方》，作者沈括，北宋政治家、科学家，著有《梦溪笔谈》。

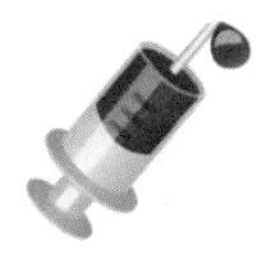

评译

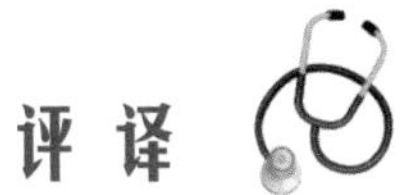

辨疾之难告诉我们：需全面细致地诊断病情。虽有许多诊断设备，也不能简化细心问诊环节。

治疾之难告诉我们：古人早就批判，见了病人就开药。

服药之难告诉我们：用药也要认真叮嘱，医嘱不能忘，也不能少。

处方之难告诉我们：医生要懂一点药物知识，防止开大处方，反而降低药效。

辨药之难告诉我们：药的疗效与药的生产厂家和品种都有关系。

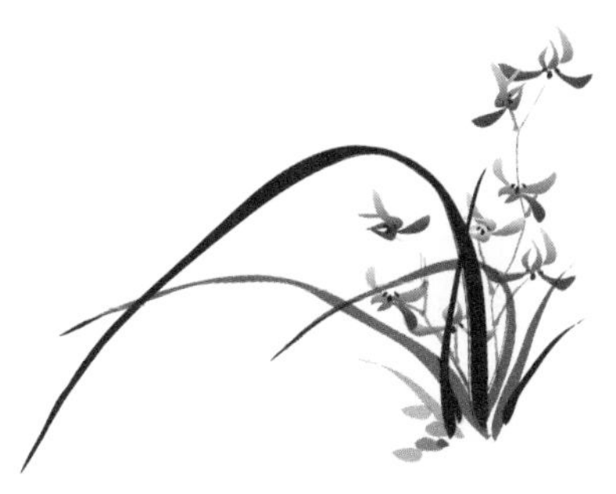

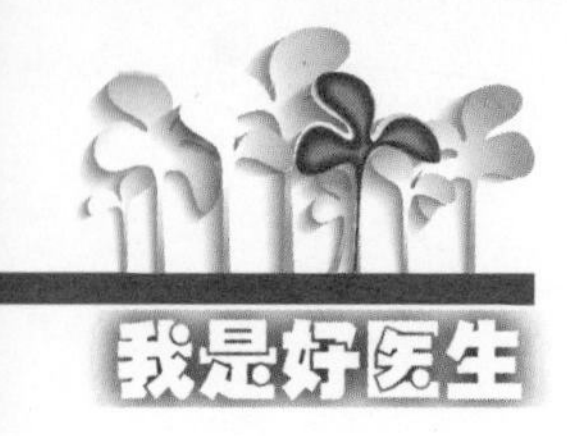

神圣工巧

望而知之谓之神，

闻而知之谓之圣，

问而知之谓之工，

切脉而知之谓之巧。

望而知之者，望见其五色，以知其病。

闻而知之者，闻其五音，以别其病。

问而知之者，问其所欲五味，以知其病所起所在也。

切脉而知之者，诊其寸口，视其虚实，以知其病在何脏腑也。

选文出自《难经》，原题《黄帝八十一难经》，托名扁鹊所著。

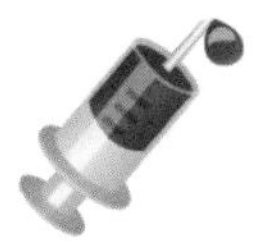

评 译

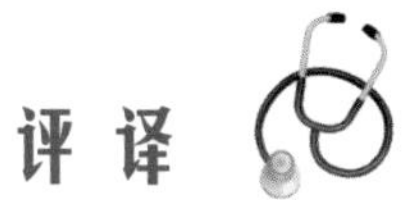

古人以望、闻、问、切作为诊断的基本技术，不乏科学依据。“外化于形，内化于心”，所有疾病莫非如此。医生不能完全依靠医疗设备来看病，化验指标、影像资料固然重要，但是，过度检查是应该反对的，医生应有的基本诊断技能必须运用自如。

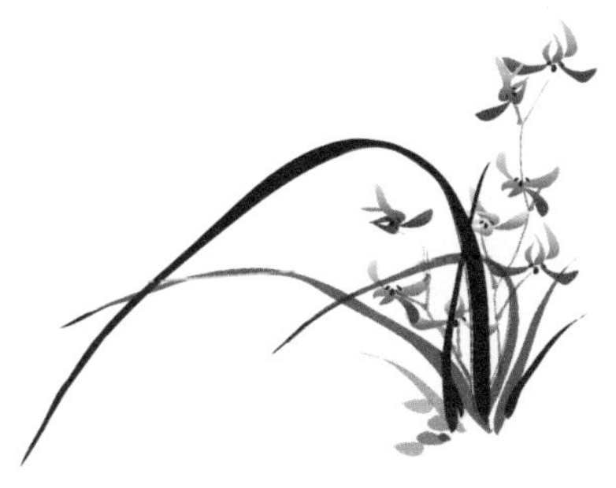

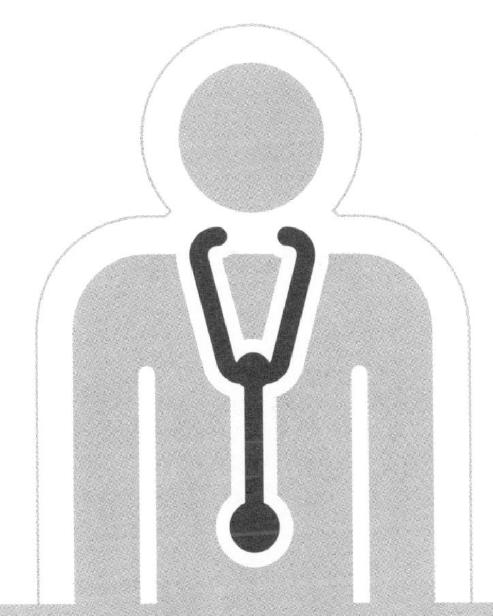

第六节

医 情

世事洞明皆学问，掌人情世故，方能开出好药方。成功待人处事，才能成为好医生。

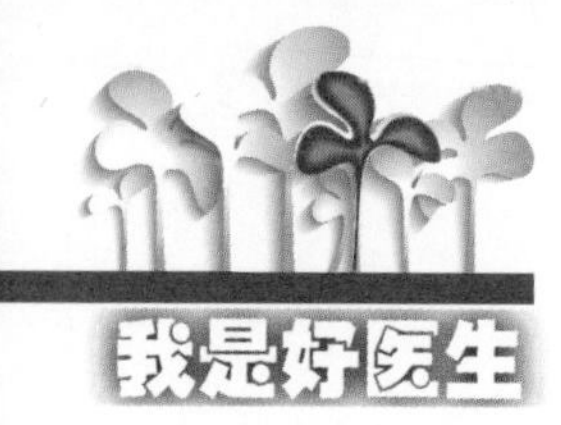

病人之情

五脏各有所偏，七情各有所胜。阳脏者宜凉，阴脏者宜热；耐毒者缓剂无功，不耐毒者峻剂有害。此脏气之不同。

动静各有欣厌，饮食各有爱憎；性好吉者，危言见非，意多忧者，慰安云伪；未信者忠告难行，善疑者深言则忌。此好恶之不同。

富者多任性而禁戒勿遵，贵者多自尊而骄恣悖理。此交际之不同。

贫者衣食不周，况乎药饵？贱者焦劳不适，怀抱可知。此调治之不同。

有良言甫信，谬说更新，多歧亡羊，终成画饼。此无主之为害。

有最畏出奇，惟求稳当，车薪杯水，难免败亡。此过慎之为害。

有境缘不偶，营求未遂，深情牵挂，良药难医。此得失之为害。

有性急者遭迟病，更医而致杂投；有性缓者遭急病，濡滞而成难挽。此缓急之为害。

有参术沾唇惧补，心先痞塞；硝黄入口畏攻，神即飘扬。此成心之为害。

有讳疾不言，有隐情难告，甚而故隐病状，试医以脉。不知自古神圣，未有舍望、闻、问，而独凭一脉者。且如气口脉盛，则知伤食，至于何日受伤，所伤何物，岂能以脉知哉？

选文出自《医宗必读》，作者李中梓，明代医家。

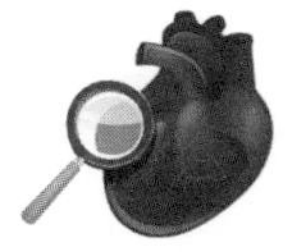

评 译

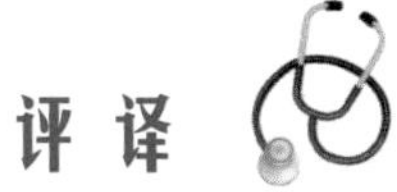

治病救人会受到病人个性特点的影响。

医生眼中不能只有病，更要有人。

各式各样的病人，个性各不相同。

有各式各样的病，一种病在各式各样的人身上表现也是不同的。

因人而异，需要个性化治疗，更需要个性化诊断。

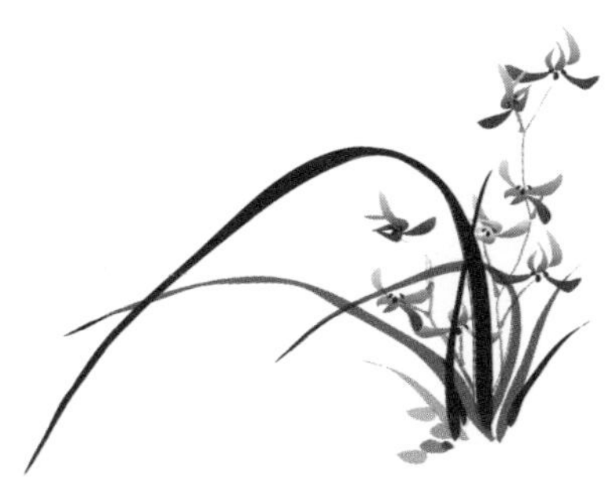

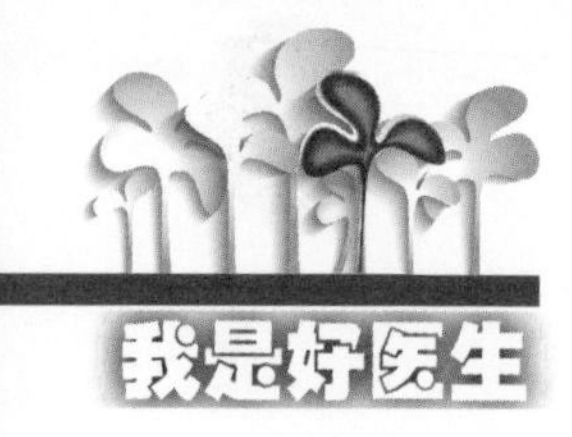

旁人之情

或执有据之论，而病情未必相符；

或兴无本之言，而医理何曾梦见？

或操是非之柄，同我者是之，异己者非之，而真是真非莫辨；

或执肤浅之见，头痛者救头，脚痛者救脚，而孰标孰本谁知？

或尊贵执言难抗，或密戚偏见难违。

又若荐医，动关生死。

有意气之私厚而荐者，有庸浅之偶效而荐者，有信其利口而荐者，有食其酬报而荐者，甚至薰莸不辨，妄肆品评，誉之则跖可为舜，毁之则凤可作鸮，致怀奇之士，拂衣而去，使深危之病，坐而待亡。

选文出自《医宗必读》，作者李中梓，明代医家。

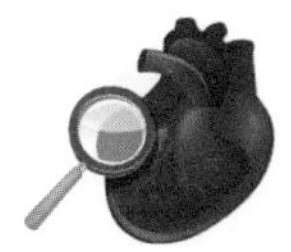

评 译

家属、亲戚、朋友为了病人，抱着好心，未必有好果。

医生一定要慎对陪同人的介绍，只能作为参考。

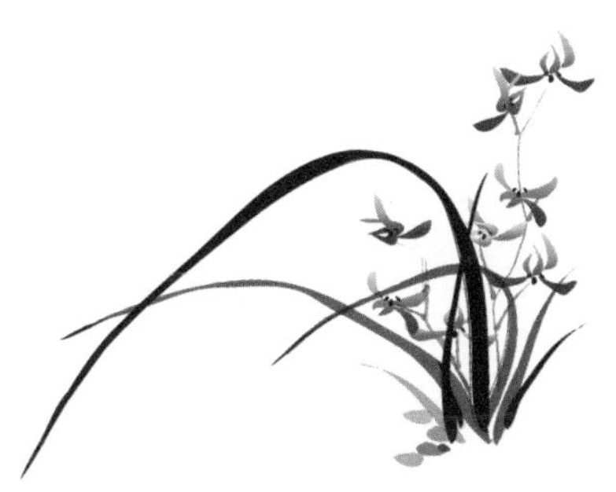

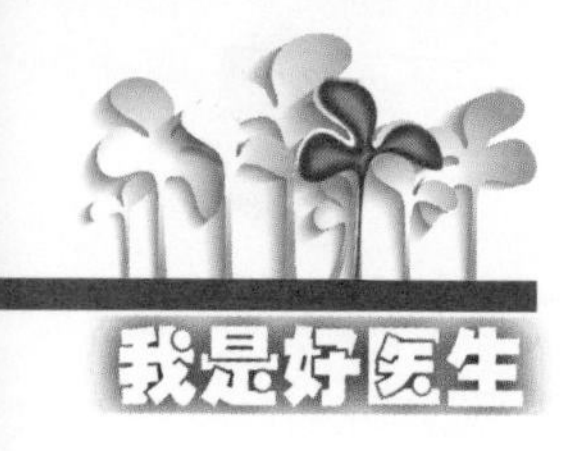

医人之情

或巧语诳人，或甘言悦听，或强辩相欺，或危言相恐。此便佞之流也。

或结纳亲知，或修好僮仆，或营求上荐，或不邀自赴。此阿谀之流也。

有腹无藏墨，诡言神授，目不识丁，假托秘传。此欺诈之流也。

有望闻问切，漫不关心；枳朴归芩，到手便撮，妄谓人愚我明，人生我熟。此孟浪之流也。

有嫉妒性成，排挤为事，阳若同心，阴为浸润，是非颠倒，朱紫混淆。此谗妒之流也。

有贪得无知，轻忽人命。如病在危疑，良医难必，极其详慎，犹冀回春；若辈贪功，妄轻投剂，至于败坏，嫁谤自文。此贪幸之流也。

有意见各持，异同不决，曲高者和寡，道高者谤多。一齐之傅几何？众楚之咻易乱。此庸浅之流也。

选文出自《医宗必读》，作者李中梓，明代医家。

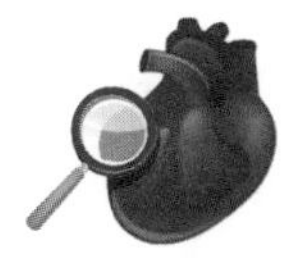

评译

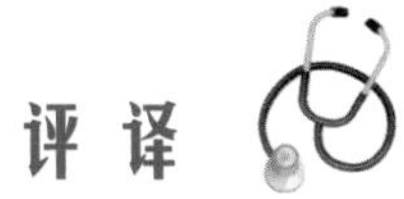

把庸医的形象刻画得入木三分，惟妙惟肖，是一幅肖像，更是一面镜子。

花言巧语，拍马奉承，欺诈骗人，鲁莽轻率，嫉贤妒能，贪得无厌，希图侥幸，平庸肤浅等等，全是让人深恶痛绝的庸医形象。

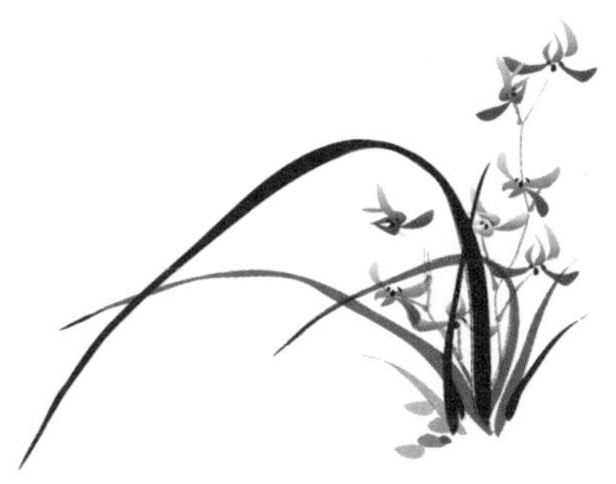

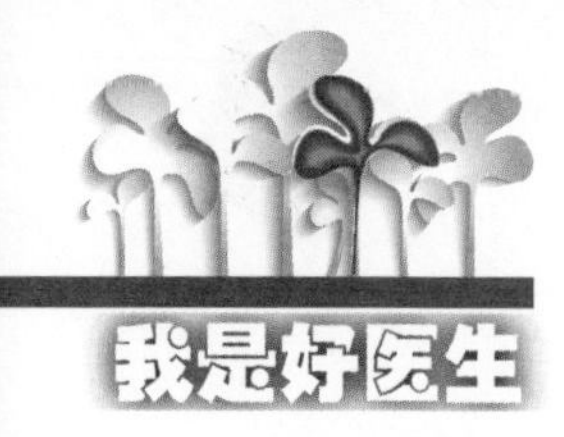

治贵四难

贵者处尊高以临臣，臣怀怖慑以承之。
其为疗也，有四难焉：
自用意而不任臣，一难也；
将身不谨，二难也；
骨节不强，不能使药，三难也；
好逸恶劳，四难也。

选文出自《后汉书》，作者范晔，南朝史学家，记载了东汉医家郭玉的话。

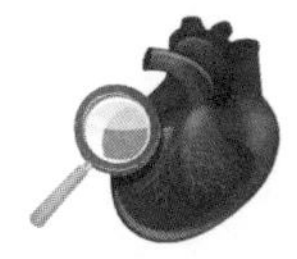

评 译

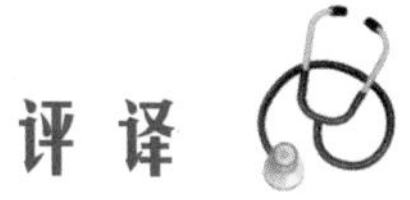

郭玉作为一个医学大家，对于给当官的人，尤其是给高官看病，得出自己的体会：

给高官看病必有恐惧和紧张的心理。

当官的喜欢自作主张，生活没有规律，身体缺少锻炼，身体不够强壮，都会影响治疗效果的。

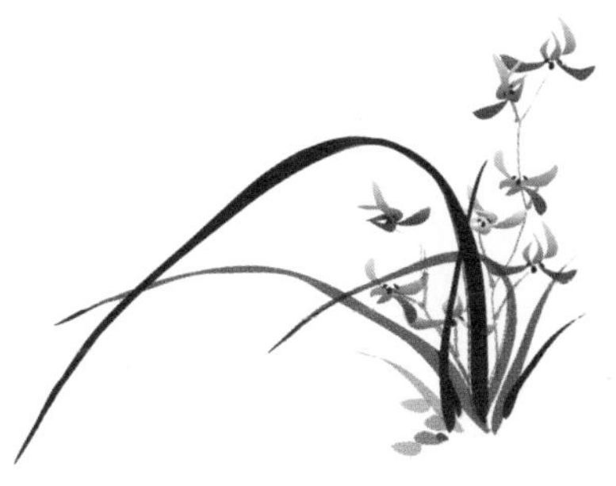

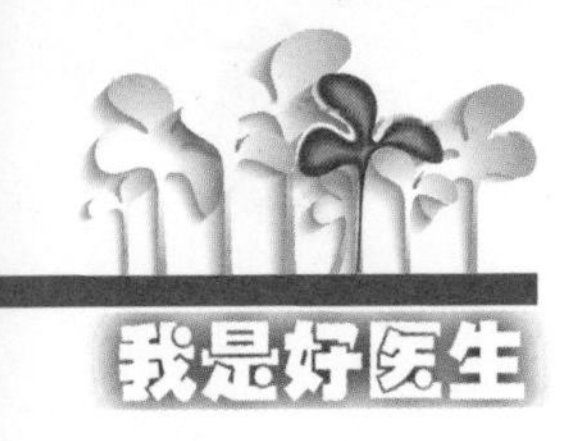

洞明十则

一要：先知儒理，然后方知医业，勤读先古明医确论之书，须旦夕不释卷，一一参明，融化机变，印之在心，慧之于耳，临证时自无差谬矣。

二要：选买药品，常药愈久愈灵，线药越陈越异，药不吝珍，经久必济。

三要：凡乡井同道之士，不可生轻侮傲慢之心，切要谦和谨慎，年尊者恭敬之，有学者师事之，骄傲者逊让之，不及者荐拔之，信和为贵也。

四要：治家与治病同，人之不惜元气，斫丧太过，百病生焉。治家若不固根本，而奢华费用太过，轻则无积，重则贫窘。

五要：人之寿命于天，不可负天之命。凡欲进取，当知彼心愿否，体认天道顺逆，凡顺取，人缘相庆，逆取，子孙不吉。

六要：凡里中亲友人情，至于馈送往来之礼，不可求奇好胜。

七要：贫穷之家及游食僧道，衙门差役人等，凡来看病，可不要他药钱，只当奉药。再遇贫难者，当量力微赠，方为仁术。

八要：凡有所蓄，随其大小，便当置买产业，以为根本，不可收买玩器及不紧要物件，浪费钱财。

九要：古今前贤书籍，及近时明公新刊医理词说，必寻参看，以资学问，此诚为医家之本务也。

十要：凡奉官衙所请，必要速去，无得怠缓，要诚意恭敬。病愈之后，不得图求匾礼，亦不得言说民情，至生罪戾。

选文出自《外科正宗》，作者陈实功，明代医家。

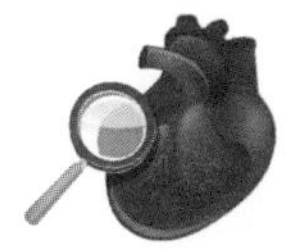

评 译

世事洞明皆学问。

正确待人处事是好医生的应有之义。

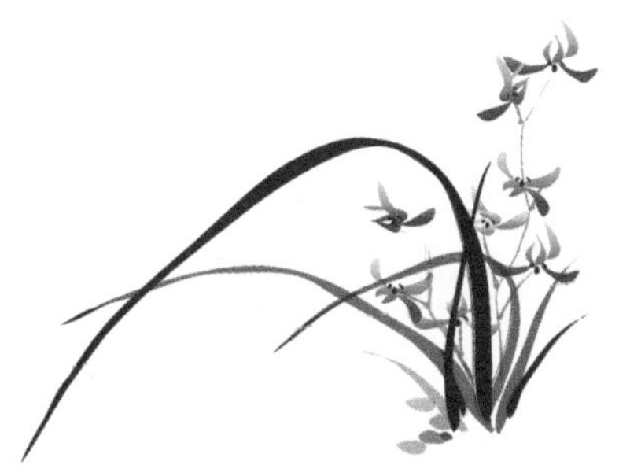

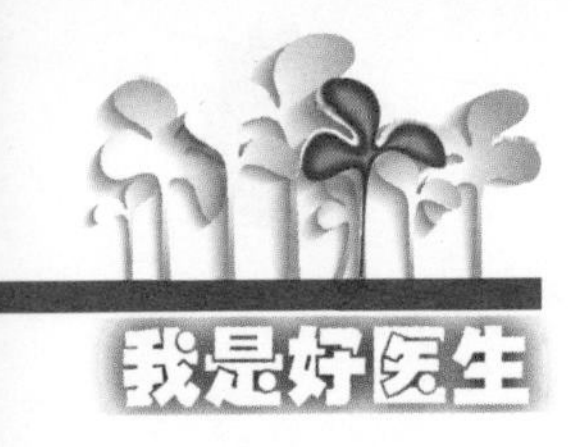

为医十弊

一曰不辨。阴阳、气血、表里、虚实、寒热，此十字是医家纲领；风寒暑湿燥火之外感，劳倦饮食七情之内伤，必须分晰，的确施治，方得有效。若胸中茫然，头痛治头，脚酸医脚，此固粗工之不足道也。

二曰辨不真。头痛恶寒，知为感冒，而伏邪发泄，不具表症，亦应汗散。若不辨真，与不辨无异。

三曰过于小心。孙思邈云：心小胆大。原是至言，相须而不可相离。但一味小心，亦归误事。

四曰粗心胆大。因其平素不学，临症之际，得末忘本。

五曰假立名目。病虽多岐，原可一贯，纵使千变万化，必穷其源。设遇一二，理所难通，沉思莫测，不妨直道相告，推贤任能，切不可不知为知，强立名目，乱投杂治。

六曰固窒不通。执偏知偏见，固属害事；即援引合节，亦当思地气之各别，天时之不同，膏粱藜藿，体质殊途，但执成法以从事，难其必无弊焉。

七曰性急误事。为医最忌当圆勿圆，当执勿执。识见不真，希图速效，往往舍补用峻，或下或疏，以致败事。

八曰贪心损德。疾病侵扰，富贵贫贱，皆所不免。是必细心切问，和言安慰。若存厌恶，致起轻忽，伤德非细。

九曰妄自为能。孙思邈，其治人疾病，必详问至数十语，必得其情而后已。

十曰虚耗精神。医之为道，首重保生，未有自己不立，而能立人者也。

选文出自《友渔斋医话》，作者黄凯钧，清代医家。

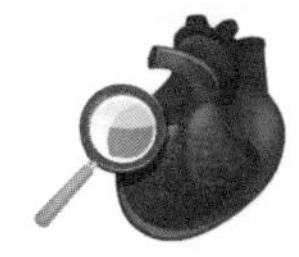

评 译

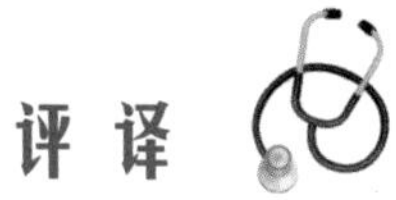

不只是提醒医生在执业中不犯此类错误，也是给予我们的人生启迪。

不分是非，是非不明，粗心胆大，自欺欺人，固执己见，忙中出错，自我膨胀，玩物丧志，都是成就事业的拦路虎。

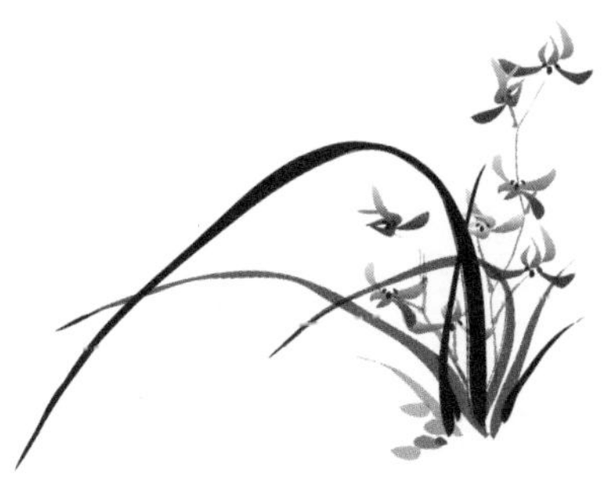

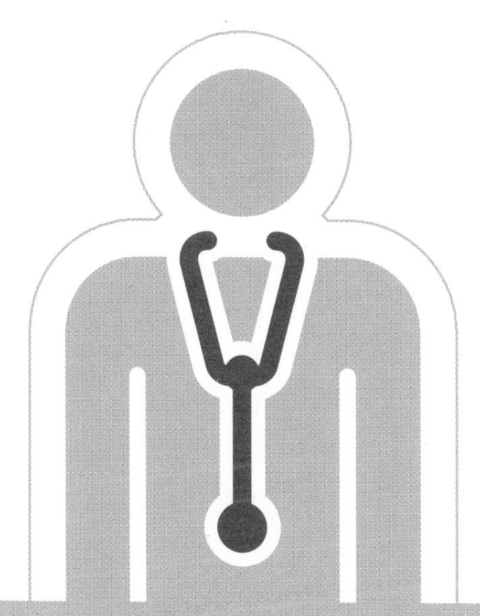

第七节

医事

榜样的力量是无穷的。医人医事，以人为镜，可以知得失。

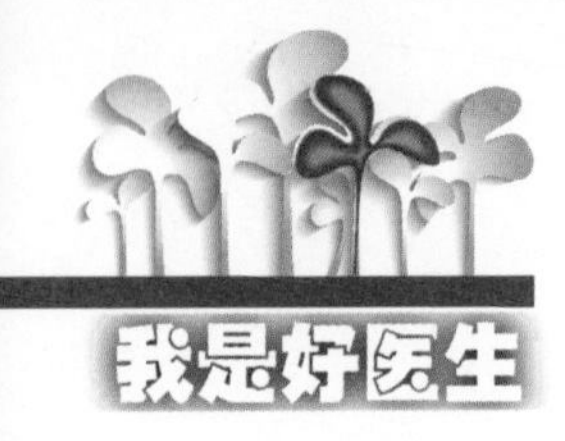

冒死治病

齐王疾痏，使人之宋迎文挚。

文挚至，视王之疾，谓太子曰："王之疾必可已也。虽然，王之疾已，则必杀挚也。"

太子曰："何故？"

文挚对曰："非怒王则疾不可治，怒王则挚必死。"

太子顿首强请曰："苟已王之疾，臣与臣之母以死争之於王。王必幸臣与臣之母，愿先生之勿患也。"

文挚曰："诺。请以死为王。"

与太子期，而将往不当者三，齐王固已怒矣。文挚至，不解屦登床，履王衣，问王之疾，王怒而不与言。文挚因出辞以重怒王，王叱而起，疾乃遂已。王大怒不说，将生烹文挚。太子与王后急争之，而不能得，果以鼎生烹文挚。

选文出自《吕氏春秋》，作者吕不韦，战国时期秦国宰相。

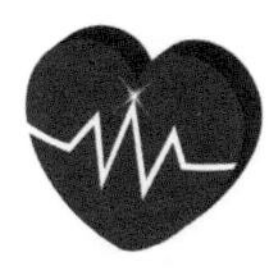

评 译

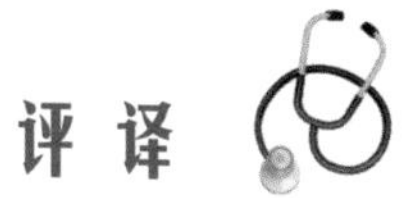

《吕氏春秋》载“医治病不畏死”。

齐王患忧郁病，邀请宋国名医文挚诊治。

文挚详细诊断后对太子说：“大王的病肯定可以治好。但是，大王痊愈后，必杀我无疑。”

太子疑惑地问：“为什么？”

文挚说：“用激怒齐王的办法，齐王的病才能治好。触怒齐王，我一定会被杀死。”

太子恳求文挚：“只要能治好父亲的病，我和母亲保证以死来向父亲求情，确保您的性命。”文挚说：“好吧，那就冒死为大王治一治。”

于是文挚与太子约好日期。文挚故意不守承诺，失约不来,只好约第二次,文挚又没来。又约了第三次,文挚同样失约。齐王见文挚屡屡失约，恼怒万分。没想到，文挚突然来了，鞋也不脱，就直接踩到齐王的床上，踩着齐王的衣服问齐王的病情如何。齐王气得不理他。文挚又用更重的言辞再次激怒齐王，齐王气得大吼一声，坐了起来，这一怒治好了齐王的病。正如文挚所预见，他最终被齐王所杀。

我们应该欣赏高超的医技，更应敬佩文挚的职业精神。他陷入了一个两难境地,治或治不好,要不得罪未来的齐王(太子），要不得罪现在的齐王。

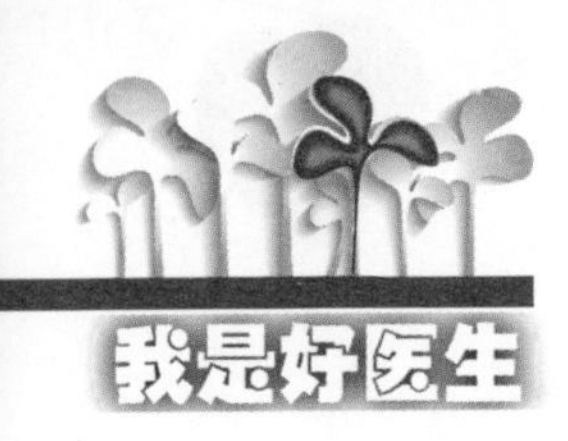

苏轼求医

士大夫多秘其所患而求诊，求验医之能否，使索病于冥漠之中，辨虚实冷热于疑似之间。医不幸而失，终不肯自谓失也，则巧饰遂非以全其名。至于不救，则曰：是固难治也。间有谨愿者，虽或因主人之言，亦复参以所见，两存而杂治，以故药不效。此世之通患而莫之悟也。

吾平生求医，盖于平时默验其工拙，至于有疾而求疗，必先尽告以所患，而后求诊，使医者了然知患之所在也，然后求之诊。虚实冷热先定于中，则脉之疑似不能惑也。故虽中医，治吾疾常愈。

吾求疾愈而已，岂以困医为事哉？

选文出自《东坡杂记》，作者苏轼，北宋文学家。

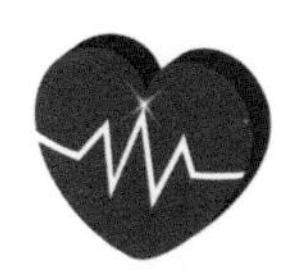

评 译

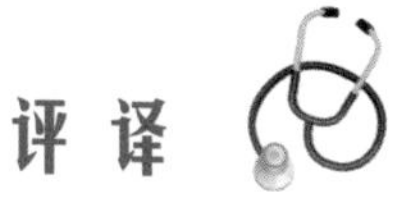

苏轼是文学家，也通晓医学，对于看病有独到的认识。

苏轼批评当官的看病，常隐瞒病情，考验医生是否高明，致使医生不知头绪。医生万一诊断错误，也不说自己不对；结果很糟，又说这病本身就是难治的病。如果碰到谨慎的医生，也要因此考虑病人的意见，治疗会不对症，导致治疗效果不好。这都是当官人看病的通病。

苏轼又说自己看病，平时多留意谁是好医生，看病时把自己所知道的一切都告诉医生。因此，即使一般的医生，也能治好病。

我是期求病好康复，不是给医生添堵啊。

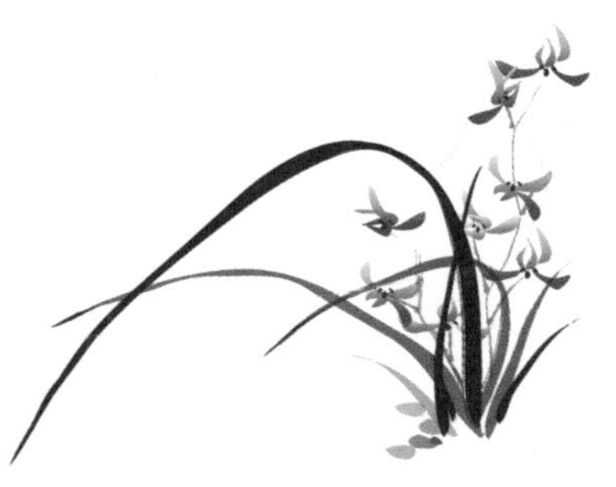

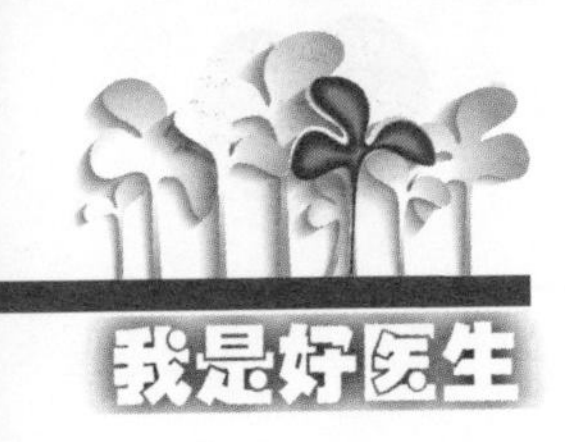

医不贪色

（宣和间）有一士人抱病缠年，百治不瘥。有何澄者，善医。其妻召至，引入密室，告之曰：妾以良人抱病日久，典卖殆尽，无以供医药，愿以身酬。澄正色曰：娘子何为出此言，但放心，当为调治取效，切毋以此相污。不有人诛，必有鬼神谴责。

选文出自《医说》，作者张杲，宋代医家。

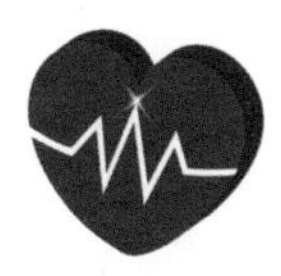

评译

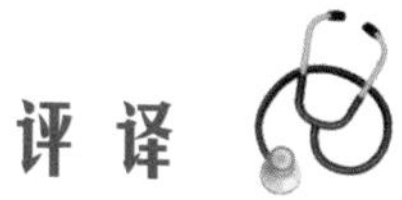

有人患病多年，多方求医，不见好转。他的妻子找到名医何澄，对他说："我老公长年卧病，为治病卖光家产，实在没有钱来付医药费用，只能以身来作酬金。"何澄严肃地说："你不该这样说，也不该有此想法。请放心，我一定设法治病，不要把我这个医生看低了。如果我以此行医，即使不被人骂，也会受到上天的谴责。"

医生的道德里一定要有一条：医不贪色。

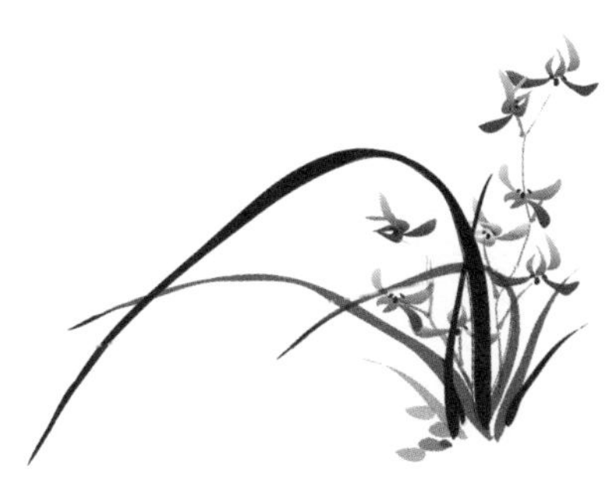

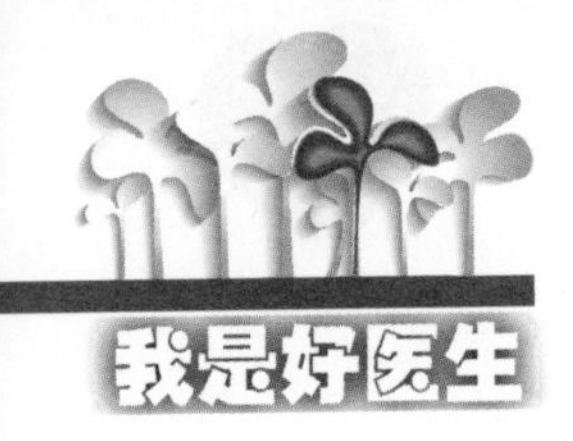

庸医箴言

今之庸医，炫奇立异；不学经书，不通字义。
妄自矜夸，以欺当世；争趋人门，不速自至。
时献苞苴，问病为意；自逞己能，百般贡谀。
病家不审，模糊处治；不察病源，不分虚实。
不畏生死，孟浪一时；忽然病变，急自散去。
误人性命，希图微利；如此庸医，可耻可忌。

选文出自《古今医鉴》，作者龚信，明代医家。

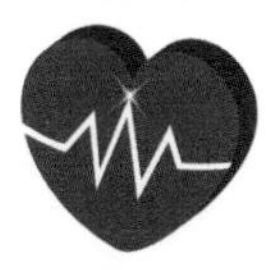

评译

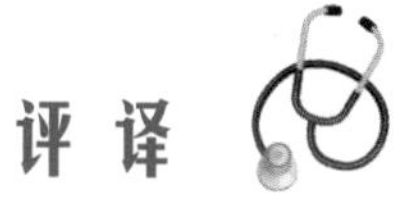

医生对于自己职业的反思，多从实践中得来；对于自我的批评，也是最为彻底的。

庸医故弄玄虚，标新立异，不肯钻研，自吹自擂，欺世盗名。

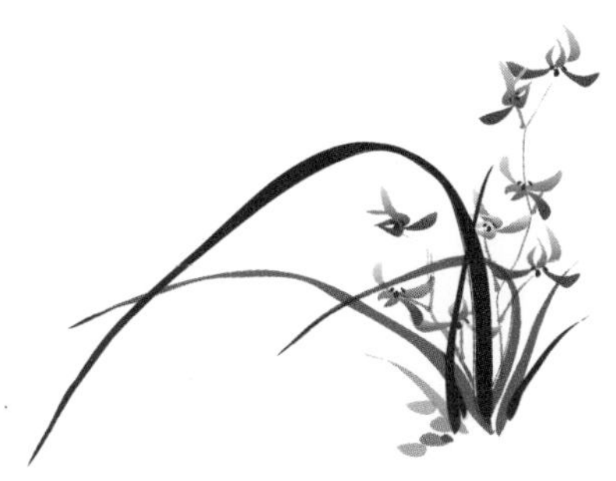

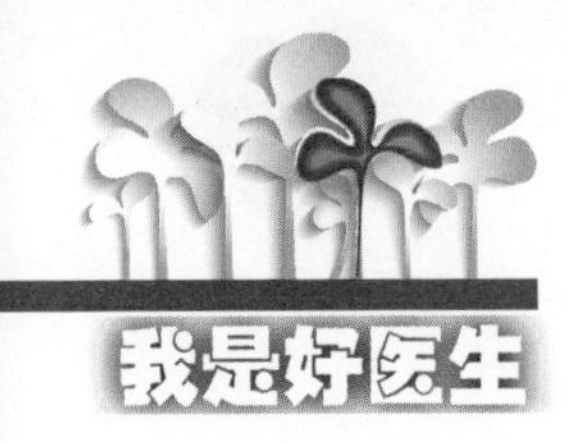

慎言学医

清代名医叶桂在临死之前，曾谆谆告诫他的儿子：

医可为而不可为，必天资敏悟，读书万卷，而后可以济世。不然，鲜有不杀人者，是以药饵为刀刃也。

吾死，子孙慎勿轻言医。

选文出自《清史稿》。叶桂是清代著名医家。

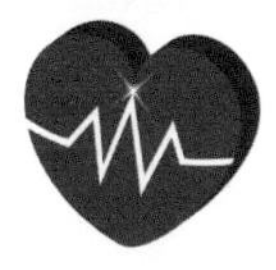

评译

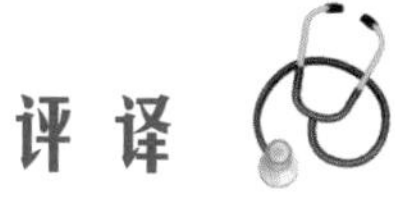

医生医术不精，开出的处方，就像杀人的刀。

叶桂医学精湛，医德崇高，临死时告诫后代：不可随便学医行医。这是一个好医生对医生行医生涯的总结和对医学认知的深化，是真正对生命的尊重。

明代裴一中说："学不贯古今，识不通天人，才不近仙，心不近佛者，宁耕田织布取衣食耳，断不可作医以误世！"

正在行医的医生又有何感想呢？

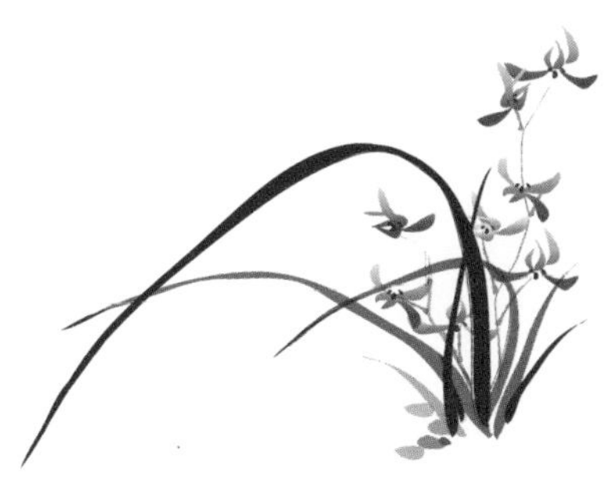

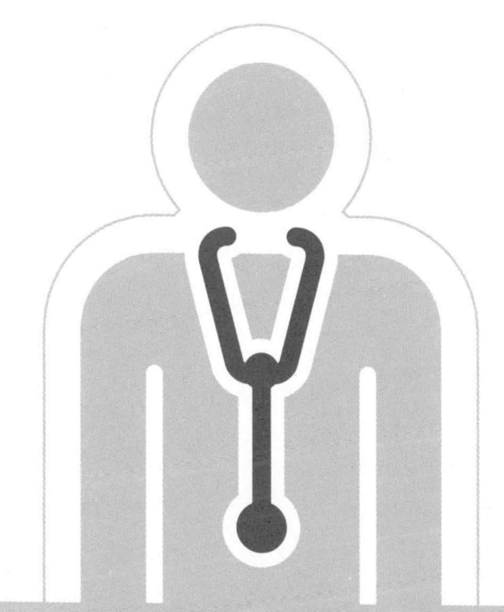

第八节

医 言

良医的话是忠告，也是警醒，不妨听听，或能顿悟。

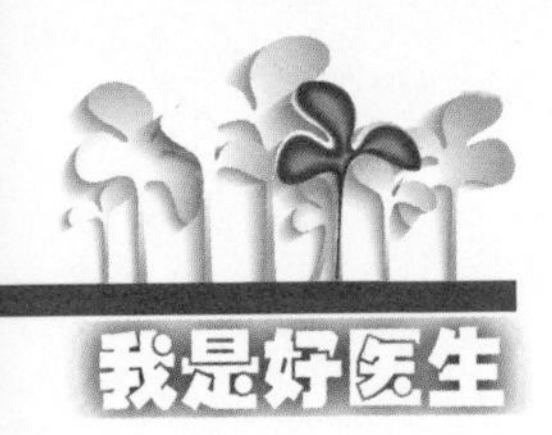

将心比心

欲救人而学医则可，欲谋利学医则不可。

我若有疾，望医之救我者何如？

我之父母妻子有疾，望医之相救者何如？

易地以观，则利心自澹矣！利心澹则良心现，良心现斯畏心生。

选文出自《医方论》，作者费伯雄，清代医家。

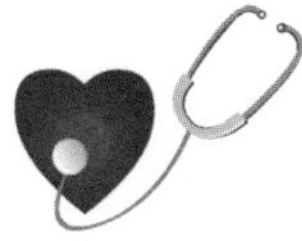

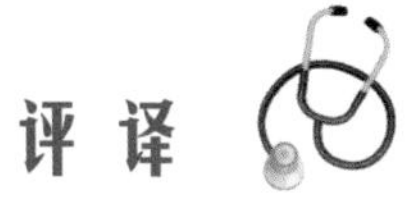

评译

己所不欲，勿施于人。

华益慰说："生病本来就是一件不幸的事，很多人有病治不起，不到万不得已，是不会轻易住院的。廉洁是医生的本分，贪财图利，乘人之危，根本不配当医生。"

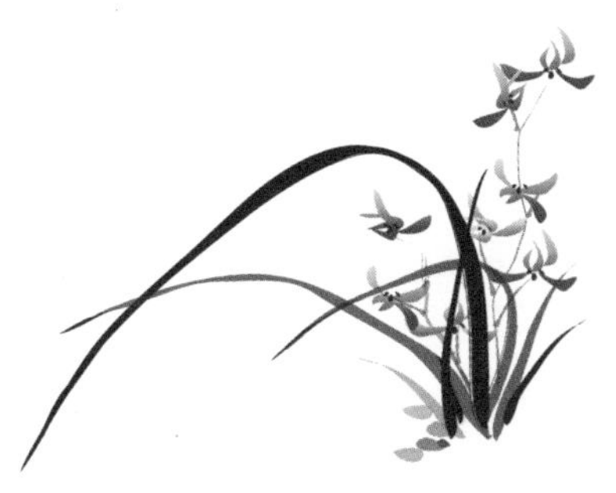

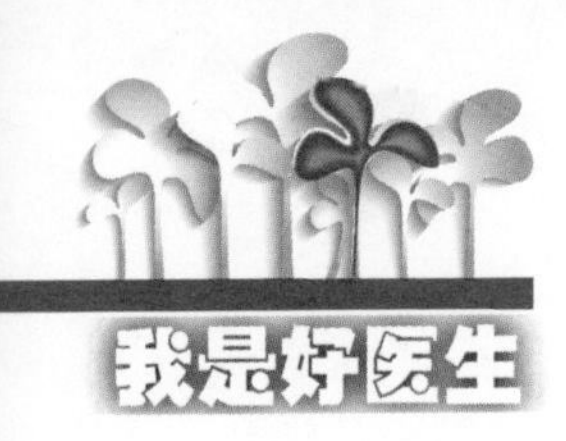

药如用刑

用药如用刑。

刑不可误，误即干人命，用药亦然。一误，即便隔生死。

然刑有鞫司，鞫成然后议定，议定然后书。盖人命一死，不可复生，故须如此详谨。

今医人才到病家，便以所见用药。

若高医识病知脉，药又相当，如此即应手作效。

或庸下之流，孟浪乱投汤剂，逡巡便致困危，如此杀人，何太容易。可不惧哉。

选文出自《本草衍义》，作者寇宗奭，宋代药物学家。

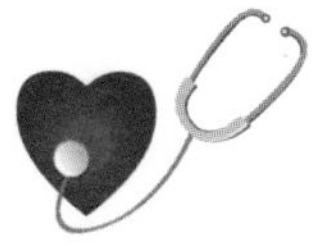

评 译

医生和法官一样，担当给人的生命进行审判的职责。

病人不只把健康交给医生，还把生命托付给医生。

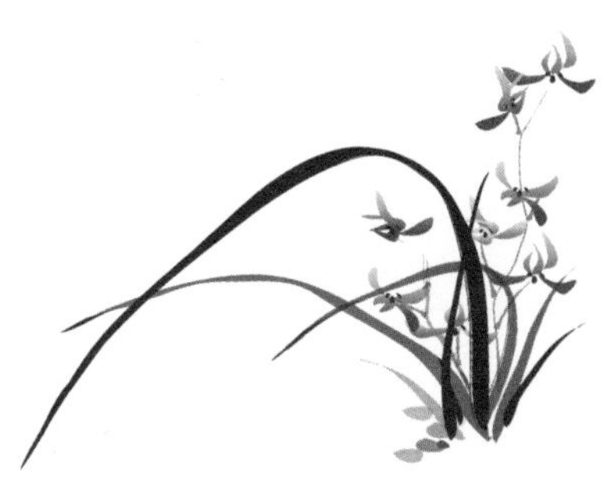

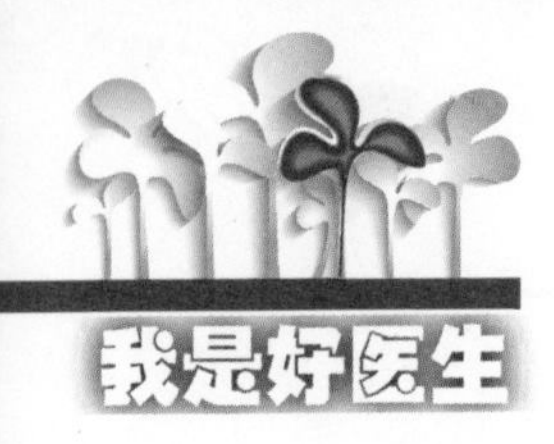

医家五戒

一戒：凡病家大小贫富人等，请观者便可往之，勿得迟延厌弃，欲往而不往，不为平易。

二戒：凡视妇人及孀妇尼僧人等，必候侍者在旁，然后入房诊视，倘傍无伴，不可自看。

三戒：不得出脱病家珠珀珍贵等送家合药，以虚存假换，如果该用，令彼自制入之。亦不得称赞彼家物色之好，凡此等非君子也。

四戒：凡救世者，不可行乐登山，携酒游玩，又不可非时离去家中。

五戒：凡娼妓及私伙家请看，亦当正己，视如良家子女，不可他意见戏，以取不正。

选文出自《外科正宗》，作者陈实功，明代医家。

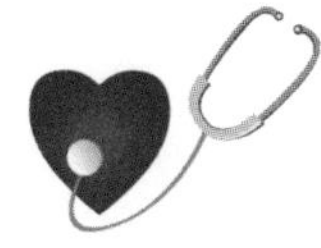

评 译

现在医生看病，这些事遇到的不多。

尊重病人的隐私，注意看病中的小节，不侵犯病人的权利，是越来越重要了。

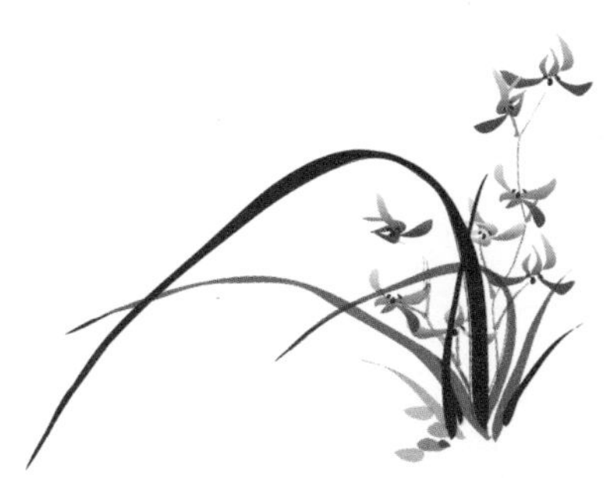

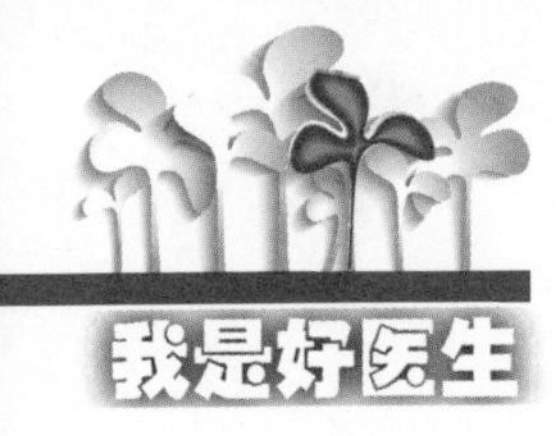

警医箴言

至重惟人命，最难却是医。
病源须洞察，药饵要详施。
当奏万金效，莫趁十年时。
死生关系大，惟有上天知。
叮咛同志者，济世务加思。

选文出自《古今医鉴》，作者龚信，明代医家。

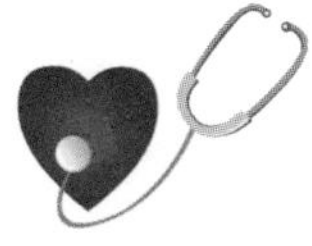

评译

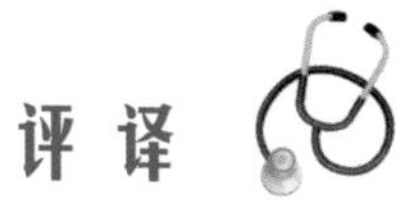

我们的医生谁还铭记中国医学生誓言？

健康所系，性命相托。当我步入神圣医学学府的时刻，谨庄严宣誓：

我志愿献身医学，热爱祖国，忠于人民，恪守医德，尊师守纪，刻苦钻研，孜孜不倦，精益求精，全面发展。

我决心竭尽全力除人类之病痛，助健康之完美，维护医术的圣洁和荣誉，救死扶伤，不辞艰辛，执着追求，为祖国医药卫生事业的发展和人类身心健康奋斗终生。

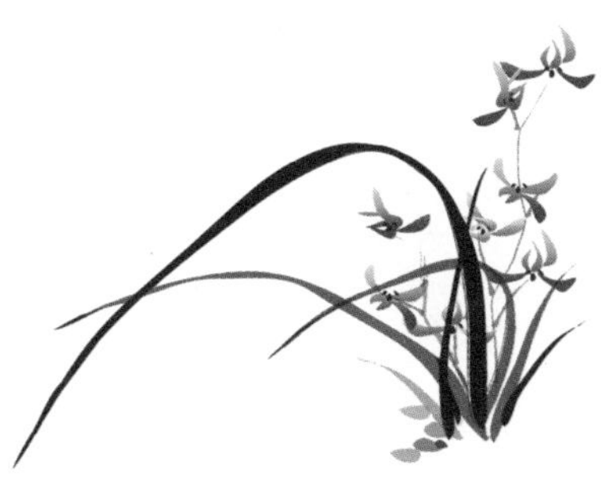

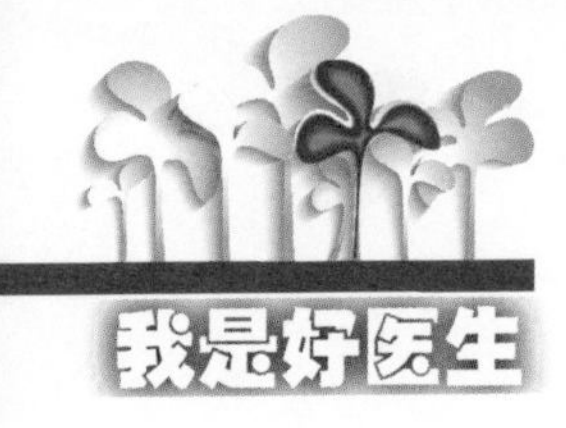

行 医 叹

叹无聊，便学医。

唉！人命关天，此事难知。

救人心，做不得谋生计。

不读方书半卷，只记药味几枚。

无论臌膈风劳，伤寒疟痢，一般的望闻问切，说是谈非。

要入世投机，只打听近日时医，惯用的是何方何味，试一试偶尔得效，倒觉稀奇。

试得不灵，更弄得无主意。

若还死了，只说道，药不错，病难医。

绝多少单男独女，送多少高年父母，拆多少壮岁夫妻。

不但分毫无罪，还要药本酬仪。

问你居心何忍！

王法虽不及，天理实难欺！

若果有救世真心，还望你读书明理。

做不来，宁可改业营生，免得阴诛冥击！

选文出自《洄溪道情》，作者徐大椿，清代医家。

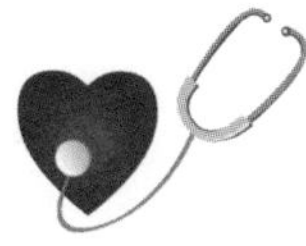

评 译

《圣经》：“医生，先治好自己吧！”

绝多少单男独女，送多少高年父母，拆多少壮岁夫妻，都是庸医的罪恶。

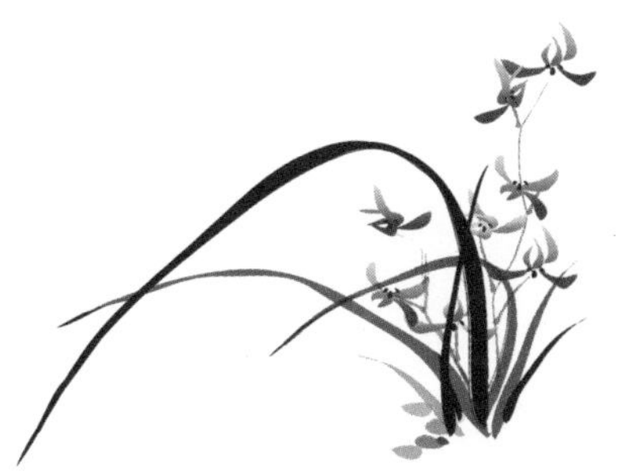

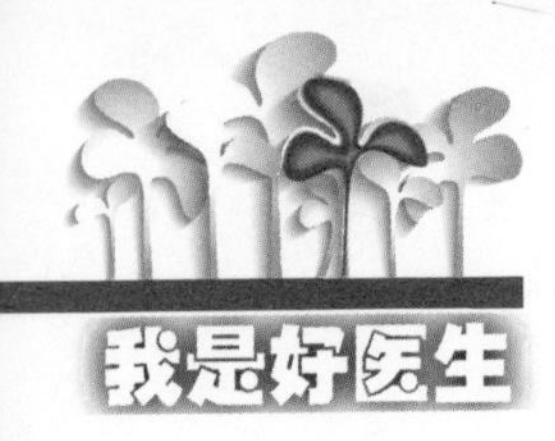

治病要诀

凡治病，必察其下，适其脉，观其志意与其病也。

拘于鬼神者，不可与言至德；

恶于针石者，不可言至巧；

病不许治者，病必不治，治之无功矣。

选文出自《素问》。《素问》全称《黄帝内经·素问》，为我国现有最早的一部医书《黄帝内经》的组成之一。

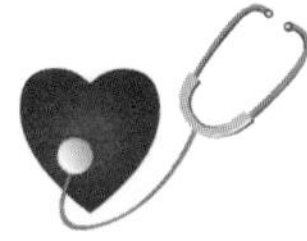

评 译

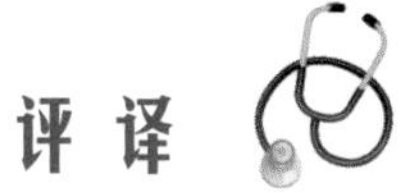

查查大便小便，量量血压心跳，看看精神状态，问问病情病况，都是治病必须要做到的。

对于喜欢烧香拜佛的，不容易交流治疗对策。

不同意外科治疗，便不能交流治疗方法。

有病坚决不求医，是不可能治好的。

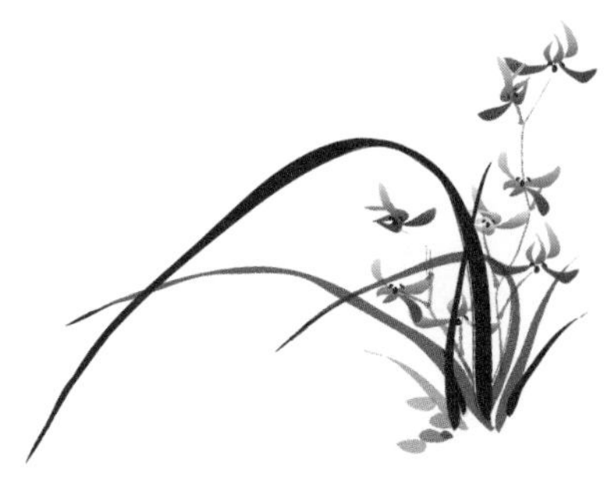

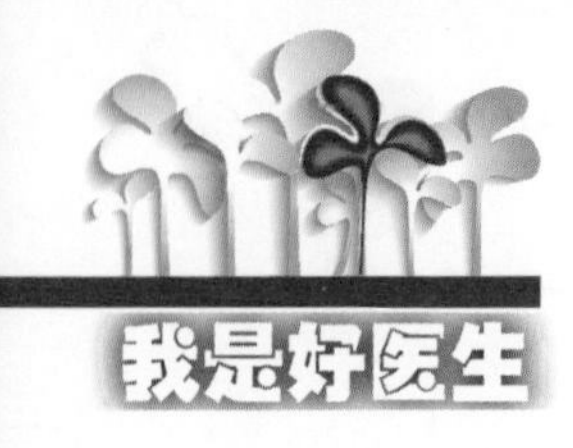

不欺而已

一言为约，曰：不欺而已矣。

读入门书而不从头至尾，零星熟得一方一论，而便谓医者，欺也；

熟读而不思悟融会贯通者，欺也；

悟后而不早起，静坐调息，以为诊视之地者，欺也；

诊脉而不以实告者，欺也；

论方用药，潦草而不精详者，欺也；

病愈后而希望贪求，不脱市井风味者，欺也！

盖不患医之无利，特患医之不明耳。屡用屡验而心有所得，不纂集以补报天地，公于人者，亦欺也。

欺则天良日以蔽塞，而医道终失；

不欺则良知日益发扬，而医道愈昌。

欺不欺之间，非人之所能与也。

选文出自《医学入门》，作者李梴，明代医家。

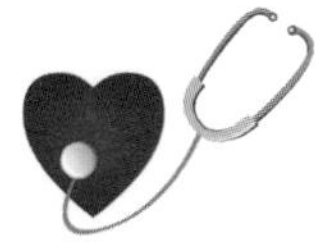

评译

正说是“诚”，

反说是“欺”。

好医生心中唯有烙上“精诚”，才能驱逐“欺骗”。

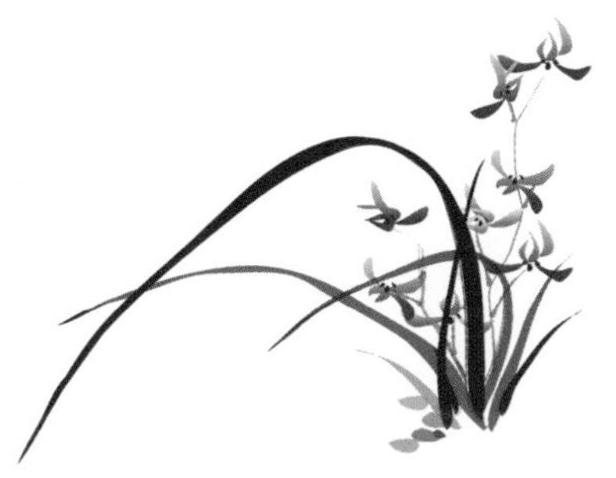

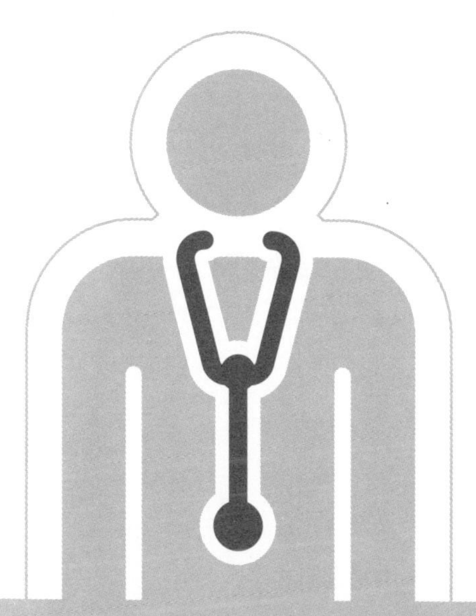

第九节

医 患

病人需要关爱的医生，医生需要懂理的病人。知道病人的想法和做法，某时某刻，医生也是病人，当有同理心。

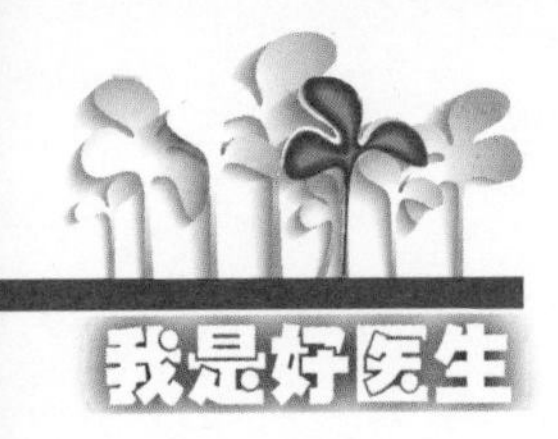

扁鹊六不治

人之所病，疾病多；而医之所病，病道少。
故病有六不治：
骄恣不论于理，一不治也；
轻身重财，二不治也；
衣食不能适，三不治也；
阴阳并，脏气不定，四不治也；
形羸不能服药，五不治也；
信巫不信医，六不治也。

选文出自《史记·扁鹊仓公列传》，作者司马迁。扁鹊是战国时期著名医学家。

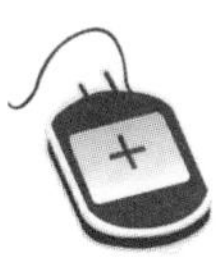

评译

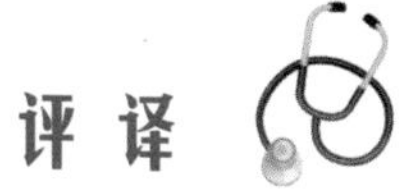

扁鹊曾评价自己的医术：我不是有本事救活人，而是病人命该活着，我只是想办法让病人自己恢复罢了。

病人要切记，扁鹊还有不愿治，治不好的病人，譬如：

不讲道理的病人。

把钱财看得比生命还重要的病人。

生活起居都无法自理的病人。

疾病已大范围转移扩散的病人。

身体虚弱，不能用药的病人。

相信鬼神不信医生的病人。

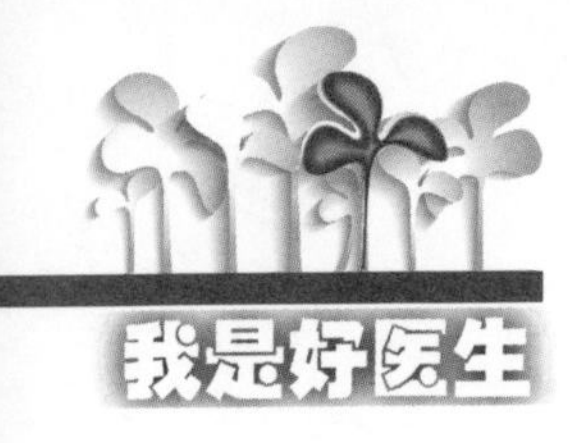

病人当戒

怪当今居世之士，曾不留神医药，精究方术，上以疗君亲之疾，下以治贫贱之厄，中以保身长全，以养其生。

但竞逐荣势，企踵权豪，孜孜汲汲，唯名利是务，崇饰其末，忽弃其本，华其外而悴其内，皮之不存，毛将安附焉？

卒然遭邪风之气，婴非常之疾，患及祸至而方振慄，降志屈节，钦望巫祝，告穷归天，束手受败，赍百年之寿命，持至贵之重器，委付凡医，恣其所措，咄嗟呜呼！厥身以毙，神明消灭，变为异物，幽潜重泉，徒为啼泣。

痛夫！举世昏迷，莫能觉悟，不惜其命，若是轻生，彼何荣势之云哉！而进不能爱人知人，退不能爱身知己；遇灾值祸，身居厄地，蒙蒙昧昧，蠢若游魂。

哀乎！趋世之士，驰竞浮华，不固根本，忘躯徇物，危若冰谷，至于是也。

选文出自《伤寒论》，作者张仲景，东汉时期杰出医家。

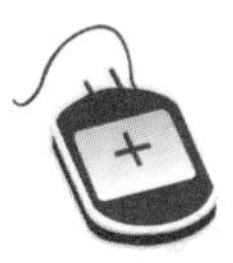

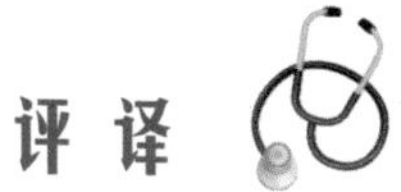

评译

值得奇怪的是：现在的读书人，不关注卫生保健，不了解医学知识。其实，掌握一定的医学知识，一方面可以帮助治疗父母的疾病；另一方面，可以救治普通百姓的病痛，至少可以自我保健、强身健体。

只知道，当大官发大财，争名夺利，只求豪华外表，不注意身体好坏，那么“皮之不存，毛将焉附”？

终有一天，得了病，才会恐惧害怕，拿着挣来的钱，送给普通医生，任其摆布。

可悲啊！

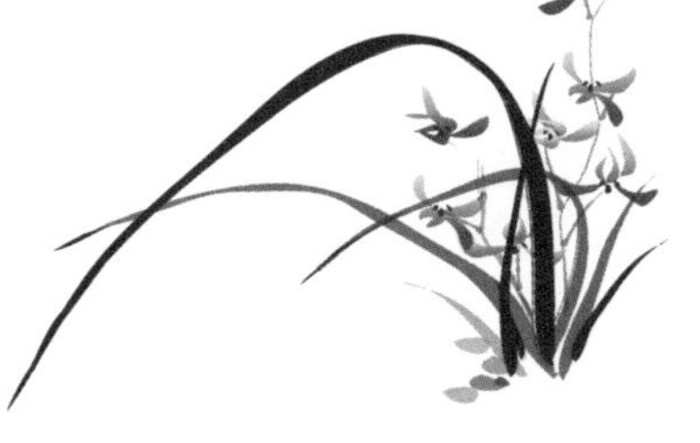

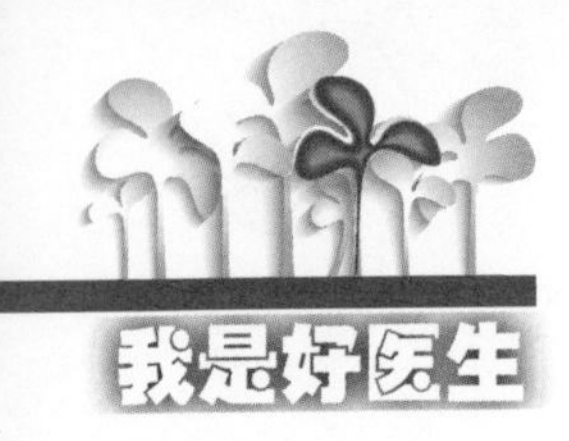

医病六失

失于不审，

失于不信，

失于过时，

失于不择医，

失于不识病，

失于不知药。

六失之中，有一于此，即为难治。非只医家之罪，亦病家之罪也。矧有医不慈仁，病者猜鄙，二理交驰，于病何益。由是言之，医者不可不慈仁，不慈仁则招非。病者不可猜鄙，猜鄙则招祸。

选文出自《本草衍义》，作者寇宗奭，宋代药物学家。

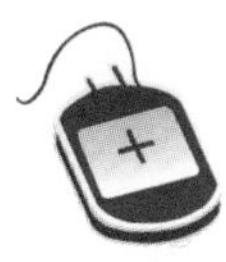

评 译

《易经》说："两人同心，其利断金。"

在疾病面前，在生死面前，医患双方应该同仇敌忾，并力驱魔。

没有治不好的病，只有治不好的人。

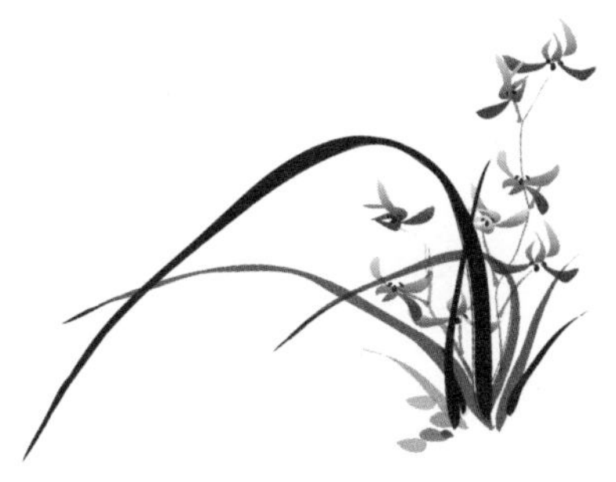

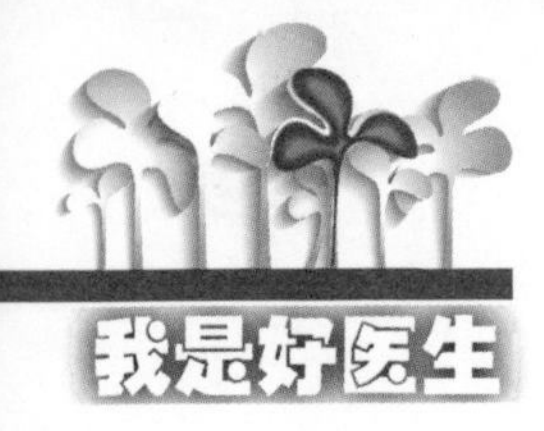

病家箴言

一择明医，于病有裨，不可不慎，生死相随。
二肯服药，诸病可却，有等愚人，自家耽搁。
三宜早治，始则容易，履霜不谨，坚冰即至。
四绝空房，自然无疾，倘若犯之，神医无术。
五戒恼怒，必须省悟，怒则火起，难以救护。
六息妄想，须当静养，念虑一除，精神自爽。
七节饮食，调理有则，过则伤神，太饱难克。
八慎起居，交际当祛，稍若劳役，元气愈虚。
九莫信邪，信之则差，异端诳诱，惑乱人家。
十勿惜费，惜之何谓，请问君家，命财孰贵。

选文出自《万病回春》，作者龚廷贤，明代医家。

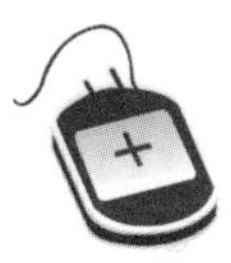

评 译

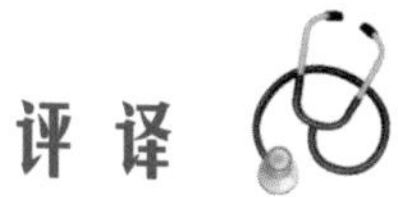

庸医害人，良医救人。吃药治病，切勿耽误。早治早好，越拖越坏。节欲长寿，色就是刀。怒从心生，病从内发。静心调养，思虑勿多。合理饮食，过则伤身。深居简出，善养精神。信奉科学，用心要专。

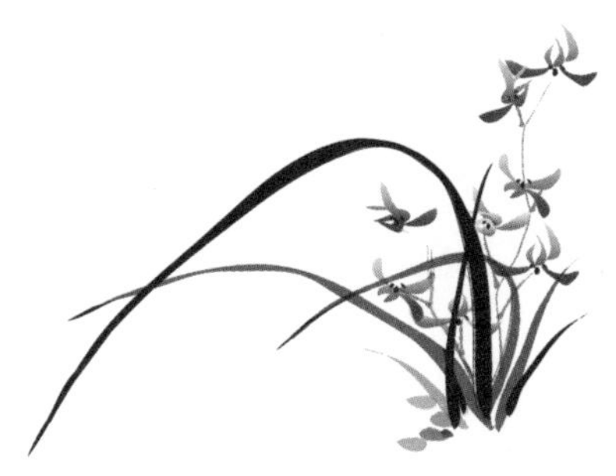

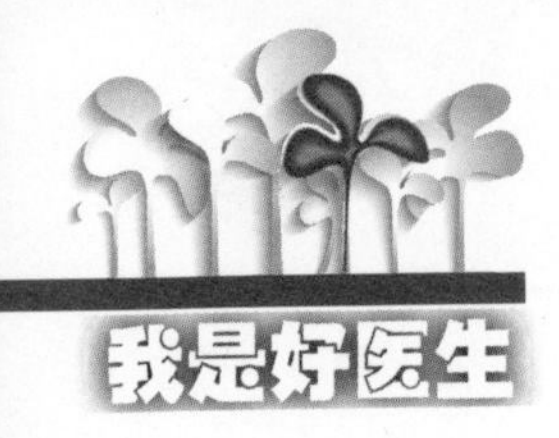

病人须知

纵欲慆淫，不自珍重；
窘苦拘囚，无潇洒之态；
怨天尤人，广生懊恼；
今朝预愁明日，一年营计百年；
室人聒噪，耳目尽成荆棘；
听信巫师赛祷，广行宰割；
寝兴不适，饮食无度；
多服汤药，荡涤肠胃，元气渐耗；
讳疾忌医，使寒热虚实妄投；
以死为苦，与六亲眷属常生难舍之想。

选文出自《友渔斋医话》，作者黄凯钧，清代医家。

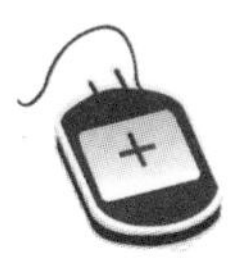

评 译

这是黄凯钧大夫给病人开出的一份医嘱，也是对我们立身处世、修身养性的谆谆忠告。

现代人的亚健康无不来源于：放纵贪欲，压力过大，埋怨度日，忧心忡忡，争吵生活，饮食无度。

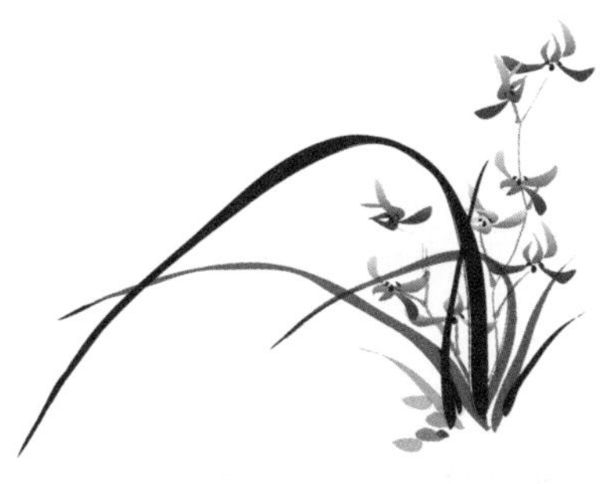

后 记 Postscript

十多年前，我曾承担医学生的一门法律选修课，主讲医患关系的法律问题。后来，读研究生，课题研究医患关系，毕业论文题目是《医患博弈中的行为模式研究》。近几年，从事纪律检查工作，曾有大量机会处理医患矛盾，并组织开展医德医风建设，开展过医护人员“当一回病人”活动，让医护人员体味患者的辛酸苦辣。一直让我有编一本有关倡导好医生的书的念想。

现在有利害关系的双方和谐共处的恐怕不多，医患关系紧张是一个不争的事实。说谁不对，放在具体的个案中，恐怕也是给法官出了一个难题，更不用说让人对整个现象进行评判。一个巴掌拍不响，从关系紧张到矛盾突出，是谁也不想看到的。

解决医患矛盾，在中国古代文化中不一定能找到包治百病的良方，就像还有许多不能治愈的疾病。

社会主义核心价值观倡导的“敬业、诚信、友善”，就是对症的药。但是，“陈古证今”，古人留给我们的精神财富，也是一种促进剂，一方清醒剂。作为医生，做好自己的事，淡泊之心看名，仁爱之心待人，精勤之心学习。改变不了别人，提高自己，也是改善医患关系的一途。

选取医道、医德、医品、医学、医术、医情、医事、医言、医患等九个方面，其实都是医言医行、医人医事，分类只是为了满足：人们喜欢按自己的需求去获取知识。其实，期盼的是医生想当好医生，会当好医生，能当好医生。好医生多多，矛盾自然少少。

我孩子的理想是长大后当医生。这书，也是给她编的一本书，如果她长大后还想当医生的话。

顾冬辉

2014 年 4 月 3 日